U0035901

最新圖解

FJM吳若石神父

足部反射健康法

吳若石、胡齊望
著

文經社

推薦文

四十年的緣起不滅

民國六十九年對我來說，是我人生當中挺特別的一個年份。

那一年，我告別了喜歡的台東，回到最愛的播音室，成為國內第一個為顏面傷殘發聲「陽光基金會」籌備委員會的主任委員（該會也於翌年正式以文教基金會開始接案服務）。同一年，先是台大醫院通知我罹患了當年罕見的「神經病」——重症肌無力症，之後我又被電台告知榮獲了廣播金鐘獎，這一年的心情就像是坐雲霄飛車一樣大起大落，酸甜苦辣都在這一年同時發酵。

重症肌無力的起因不明，病患多半會被告知是自體免疫系統失調的緣故。我從住進病房開始做了一系列的檢查，主治我的是神經內科名醫邱浩彰醫師，當年他便經常往返英國、台灣兩地出席肌無力國際研討會。這期間，我也漸漸地自學了肌無力症的知識，知道肌無力症通常會伴隨著其他症狀，如：甲狀腺亢進、眩暈……等狀況一起發生，我也都碰上了！那年我因甲狀腺的問題第一次接觸了吳若石神父。

二〇二〇年，就在我已經跟我的肌無力症和平相處了多年之後，住在台東的朋友偶然傳來有位以「足部反射健康法」在幫助有疑難雜症的吳若石神父，建議我去看看；巧合的是，我也在多年前，曾經撰寫過吳神父腳底按摩的報導，吸引了媒體的大量關注與跟進。於是同年七月八日，老友許宏宗、林莉莉賢伉儷便專程開車帶著我來到台東的長濱天主堂，找到吳神父，開始了我與「足部反射健康法」的緣分，並於每日早晚各做一次「深療」。

我很珍惜與吳神父的緣分，也為自己當年在漫長的治療中得到的幫助而感恩。

或許是我的天性也是職業的養成，遇好事就分享，能幫忙就不放棄。過去當陽光基金會的創會發起人是如此，報導吳若石神父亦是如此。四十年前因為一篇報導的緣起不滅，四十年後有機會再次拜訪吳若石神父，同時也見證了進化後的足部反射健康法。

吳神父是天主教白冷會的神職人員，多年來他與教會夥伴們為台東地區打下了亮麗而扎實的根基——公東教堂那座微小老舊的清水模建築，便是出自於世界知名的大師瑞士籍達興登之手；白冷會號召了多位木工手藝的瑞士師傅，將年休假全部貢獻於教導公東的孩子有一技之長，如今公東的木工手藝，在世界級的比賽都有輝煌成績；「吳若石神父全人發展協會」目前已經培訓了多位足部健康法的講師及技術師傅，甚至還邀請原住民、新住民一起加入服務的行列。如今，「吳神父足部反射健康法」早已從長濱小鎮擴及到全球華人的各個角落。

只是，吳神父老了，也準備要退休了。但他還在為一個很重要的使命——為台灣留下一個「足部反射健康服務中心」努力著，而基地就在台東長濱的長光天主堂旁。在此祝願：

願吳神父的心願得到 天父大大的賜福；

願「吳若石神父全人發展協會」能成為服務弱勢的一個快樂源泉；

願吳若石神父健康服務中心能在東部發光造福更多的人；

願美好的故事能不斷繼續。

如果你願意，下次光臨台東，別忘了去長濱天主堂享受一下吳神父足部反射健康法。

李文——陽光基金會創辦人

推薦文

造物主的奇妙工程

大概在四十年前，有一位耶穌會的神父景耀山來探望我們。我告訴他由於工作常常需要做簡報，喉嚨常不舒服，影響很大。

他立刻叫我把腳伸出來，幫我按摩。坦白說，我真的很不自在，也不知道他在幹嘛？只是覺得有點痛。他告訴我，他沒有多用力。用同樣的力量按其他指頭交接處，我就不覺得疼痛。他認為那就對了。

接下來，他就跟我解釋反射區的道理。身體的各個部位，一一在腳底相對應。例如：頭部在腳指頭、腸胃在腳掌心、生殖系統在腳跟部位⋯⋯。身體的哪個部位有毛病，只要在腳底的該對應部位按下去，就會疼痛。

原來古老時代沒有柏油馬路，沒有汽車。人們常要光着腳，走在凹凸不平，而且還常有小石子的路上。於是腳底的反射區就會受到刺激，引發警覺，甚至啟動人自身的免疫力、療癒力。

造物主的奇妙工程真是不可思議！

然後，他告訴我這是台東的一位吳若石神父引進的，已經造福許多人了。景耀山神父自己的病痛，就是這樣治好的，但卻無法推廣，讓更多人受惠。因為教材講義是英文的，沒有適當的人翻譯，除了要具備英文能力之外，還要有一些醫學知識。

於是這份工作就落在內人李百齡與我身上了。我倆合作翻譯完成後，由光啟社出版。一時洛陽紙貴，暢銷各地。那還是一個版權未充份受到保護的年代。各種翻版書在市面上如雨後春筍般出版，各式各樣的「腳底按摩」也逐漸出現了。民間也開始了各種奇蹟般的口碑，津津樂道著眾人因足療而康復的好消息。

那時，還是只有三台電視傳播的年代。記得「華視新聞雜誌」陳月卿在節目中，訪問過一位醫院院長的太太。原來她有多年頭痛的問題。雖然先生是醫師，也一直沒能治好。成千上萬的人自電視上，看到她的見證說：足療治好了她的頭痛。

足療既不開刀，也不吃藥，更沒有任何侵入性的醫療行為。它是幫助人提升健康、活化免疫力，強化自身痊癒的過程。

更令人興奮的是，正確的足療還能帶給人溫暖、關懷，特別是對老人，或是體能欠佳的人。技師或輔導員能在帶着愛心足療過程中，與求助者談話、溝通。讓他們感覺受到關心。

因而，吳神父要求足療技師要經過長時間的培訓，嚴格的認證制度。確定足療是一段溫馨的過程、是一次愉悅的互動。要是各地的安老院、療養中心，甚至教堂的活動中心，都能採納與推廣，對我們的社會將產生多麼深遠的影響。

談到這裡，我要由衷的感謝吳若石神父的奉獻精神，並祝福他創立的社團法人能順利拓展。這本書也將成為所有追隨吳神父志業者的經典。讓反射區足療能恆久的傳承下去。

黑幼龍——卡內基訓練機構董事長

推薦文

FJM是健康的藝術

二〇二〇年四月二十八日吳神父、林秘書長及胡顧問來訪，吳神父盼望在台研發四十多年的「FJM足部反射健康法」能根留台灣。於是二〇二〇年五月我們便開始籌備，共有十六位護理師、二位照服員參與。我們利用週末學習「FJM足部反射健康法」的課程，經過約莫半年時間，完成近一百小時課程。檢測前，因為需要跟至少六位不同的FJM師傅，進行十八次足療練功夫，所以我們走訪台東長濱天主教堂、台北、台中、台南、高雄的FJM駐點實習。過程中，很多人勸退我說：「不用學啦」「不可能」，也「學不會」。但憑著「相信」，我完成了培訓，也通過檢測，證書號是R109277。

FJM足部反射健康法最大的特色不是透過「說」，而是藉由「專業手法」的「沉力」進入足部反射區，以促進人類身體原本擁有的自療（Healing）能力。「沉力」是愛，那種愛叫做疼惜，疼惜受苦的身心靈。「沉力」只能意會，難以言傳，但我還是想試著說說我所體驗的「沉力」是什麼？沉力是「沉、穩、走」的助力！「沉」是慎重的思辨做定位，「穩」是用安健的力道、「走」是為了交互的提起與放下的前進動作。「沉、穩、走」的FJM手法是陪伴的推力，目的是啟動人原本就擁有的自癒機能，是最自然的健康促進，所以吳神父說ＦＪＭ是為了減輕人的痛苦，增加人的喜樂。

我是護理師，而護理師始祖南丁格爾曾說：「護理是科學、也是藝術，護理的目的就是健康促進、恢復與維持健康，健康需求在哪兒，護理就在哪兒。」當「護理」遇見「足部反射健康法」；護理，給您（護理的台語發音），護您足療，護您健康，ＦＪＭ足部反射健康法似乎同時代言了減輕症狀不適的非藥物性、非侵入性治療的全人照護（Holistic Care）。Caring ╳ FJM，是美麗的相遇，讓人喜樂！而意外的驚喜是，足部反射健康法的早期發現者之一：英哈姆（Eunice D. Ingham, 1889–1972），她也是護理師！

臣服在ＦＪＭ學習中，我體驗到「情緒的交付」「沉默最大聲」「苦行最有力」「人生不只是為了自己」「被擁抱的愛」等等。我知道那就是吳神父最喜歡的一首歌〈活出愛〉的意涵，ＦＪＭ可以成為對人的祝福，ＦＪＭ不只是健康的科學，更是健康的藝術！全民健保是台灣之光，需要全民共同來守護。吳神父說：「ＦＪＭ是一家一人會，省下醫療費」。最後，借用吳神父常說的話（台語）：「敬你一杯茶，給您沒問題」「敬您一杯水，讓您繼續水！」。

蔡淑鳳 PhD, RN, FAAN

衛生福利部護理及健康照護司　司長

目錄

第三章　FJM的施作原理

第四章　FJM的生理地圖

目錄

目錄

第五章　身心療癒的FJM

序言

感謝天主的恩寵

感謝天主將吳若石神父賜給天主教花蓮教區，這是花蓮教區的恩寵、是後山教友們的恩寵，也是台灣的恩寵。

花蓮、台東兩縣同屬天主教花蓮教區。政府播遷來台初期，由於神職人員稀少，後山的福傳工作大量仰賴外藉神父。其中法國巴黎外方傳教會，支援了花蓮縣的福傳和服務工作；台東縣則是瑞士的白冷外方傳教會。聖經上說：「我在羅馬就是羅馬人。」這些畢生奉獻台灣的外藉神父們，都以這樣的信念事奉上主、熱愛台灣。包括經常說自己是「瑞士出生的台灣人」的吳若石神父。他今年八十歲，是現存幾位瑞士藉神父中最年輕的一位。

吳神父因自己的病痛，而認識了足部反射健康法，進而學習、研究並傳授這個健康法。他的初心是藉由這個健康法，幫助受病痛折磨的人，減輕痛苦增進健康，從而體認天主的愛。經過四十多年的努力，我很高興在這本書中看到吳神父的足部反射健康法，已經由技術層面的操作，提升到精神層面對健康影響的探討。我很欣慰的聽到身心受創者，經由ＦＪＭ而得到療癒的訊息。我們知道天主一直都在，卻常驚訝於天主無所不在，即便是足部。

我常鼓勵花蓮教區內的神職人員們，以ＦＪＭ維護自己的健康。唯有身心健康，才能成為上主的工具。我也祈願所有的人，都能經由ＦＪＭ使自己身、心、靈圓融健康。

黃兆明——天主教花蓮教區主教

自序

我經常對我們協會的研究團隊說：「足療不是只有技術。」這句話很難令人聽得懂；因為，如果對ＦＪＭ沒有深刻的認識，是沒有辦法理解的。以往足療的書大多沒有談到這個部分，很高興在這本書中，我們終於觸碰到這個部分了。

做為天主教的神父，祈禱是我日常生活中的一部分。人有看得到、摸得到的身體；也有看不到、摸不到的精神。每天吃的食物、喝的飲水，是身體所需要的；而祈禱則是精神的糧食。

一個健康的人，不僅身體需要照顧，心理、靈性的精神層面也需要照顧。我不僅為自己祈禱，也要常常為親人、朋友祈禱，更需要為和我不熟或不喜歡我的人祈禱。我們常說要吃健康的食物，為他人祈禱，特別是為傷害你的人祈禱，就是餵養精神的健康食物。所以ＦＪＭ的師傅們在為他人服務前，也會先為對方祈禱的。

一九七七年我引進足部反射學，就是為了減輕別人的痛苦，增加別人的喜樂。

一九七七年我研究並開始推廣這個健康法，就是為了要讓世人增進健康，緩解疼痛。在我和研究夥伴們不停的驗證過程中，我們發現除了操作手法外，心理情緒對身體的健康有很大的影響。所以，如何經由ＦＪＭ，對人的身、心、靈產生療癒的效果，是我們研究團隊要努力的方向。

我們花了很大的努力，將現今經過驗證的89個反應區，在這本書上詳細的羅列出來；我們也將心理情緒對身體的影響呈現出來。二〇二〇年十一月十四日，在長濱鄉的長光村，我們的健康服務中心舉行了動土典禮。這兩件事情都是我多年的心願，賴天主仁慈，讓我在有生之年得以目睹親歷。

吳若石——長濱天主堂神父

自序

這是繼《足療自癒》、《親子足療》後，和吳若石神父合著的第三本書了。這本書完稿之際，正好和吳若石神父及吳神父協會祕書長林素妃女士，在美國阿拉斯加州安哥拉治市，參加二〇一九年的ＩＣＲ世界大會，會中許多反射學界各國專家們，不約而同將反射學研究的方向，指向身體內在能量的探索。這個趨勢和協會近年來的研究方向不謀而合，本書也初步將心理／情緒方面，和足部反射學的關聯，在本書中呈現。

本書是為渴望對ＦＪＭ（吳若石神父足部反射健康法）深入瞭解的人所撰寫，也是吳若石神父率領的研發團隊，多年來研發成果的發表。ＦＪＭ講師團隊經常掛在嘴邊的一句話，就是：「ＦＪＭ從來不是只有技術而已。」因為，在許多的實際例證中得知，如果只是技術，那麼有很多人的痛苦將無法獲得解決，因為許多病痛的根源，是來自於心靈的深處。吳若石神父當初成立協會時，取名為「全人發展」，意思是說：生命是身、心、靈完整的發展與融合，缺一不可。

台東長濱天主堂的足療工作平台，每天來享受這個健康法的人絡繹不絕，其中大多數是慕ＦＪＭ之名而來，想試試真正吳若石神父的足部反射健康法。這和幾年前，許多人專程到長濱天主堂，只為拜訪吳若石神父，和吳神父拍照的情況有些不同。除了主日天，吳若石神父會一如往常，和在享受足療的客人們話家常，端水給這些遠道而來的客人們飲用，並常笑著說：「對啊！重要的不是我，是這個健康法。」老人家念茲在茲的，就是希望這個健康法能持續研發，為世人的健康服務，並成為天主福傳的工具。

胡齊望　敬書

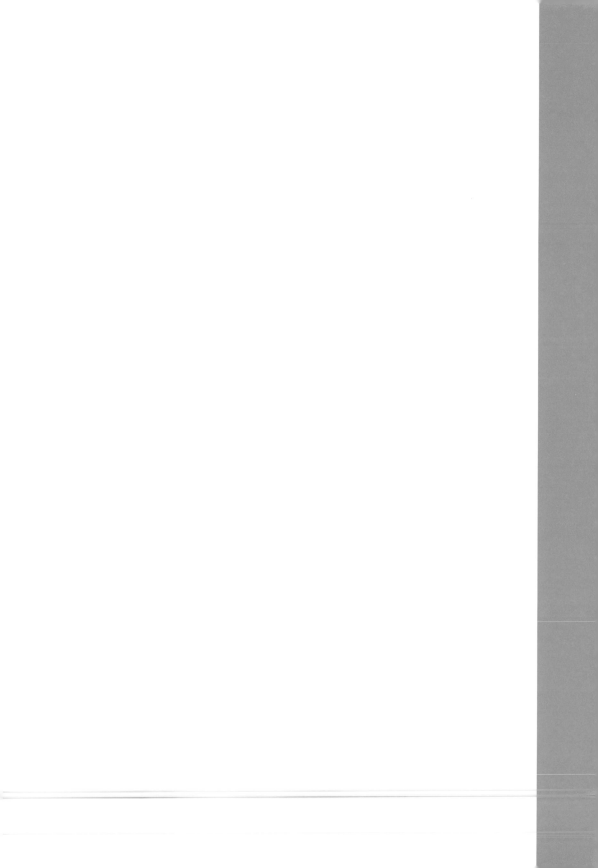

第1章

關於FJM的故事

吳若石神父自民國六十八年（一九七九年）開始，以在足部施作的方式，為他人的健康服務，秉持一貫的信念是「減少別人的痛苦，增加別人的喜樂」。雖然在名稱上經歷數次的改變，直到民國一〇六年（二〇一七年）才在當時衛福部黃怡超司長的見證下，正式被定名為：「吳若石神父足部反射健康法」（Father Josef'sMethod of Reflexology），簡稱ＦＪＭ。這些名稱上的改變，印證了這個健康法不停進步的歷程。

我們從來不認為這個健康法是某人或某個團體的財產，因為它源自於所有人類的智慧，所以應當分享並繼續研究發展，以利人類的健康。以下我們先來看看這個健康法的源頭。

各古老民族的共同經驗

遠古時期，為了求生存發展，人們必須在曠野或追逐獵物、或抵禦猛獸、或與不同的族群爭鬥等等，很難避免身體損傷的情形。而自然生活環境中的寒、涼、暑、熱、病毒侵襲等也在所難免。在沒有醫療設施，也沒有專業醫護人員與設施的條件下，遇到外傷流血、發燒、頭痛或拉肚子等身體病痛狀況時，遠古時期的人們，只能靠身體本能的應變，或是聽天由命了。

肚子痛時抱住肚子，頭痛時用手摸頭，這些是人類本能的動作，或許在有意無意間，有人利用靈巧的雙手輕撫、按揉或推拿身體的某些部位，意外發現具有緩解疼痛的效果，經過長期經驗累積，而有了一些應付身體病痛的方法，這種發展應該不令人意外。

在腳上解決身體其他部位疼痛的足部反射學，源於何時？何處？這問題並不容易下定論。我們發現在所有的古老民族中，當面對身體的疾病、疼痛或不舒服，都發展出類似於按摩或推拿的治療方法，其中或許伴隨著「反射學」的作用，陪伴各民族在醫學不發達的遠古時代，跨越疾病荊棘、穿越死亡幽谷，走向健康與文明。

反射健康法的歷史足跡

古埃及

在古埃及距今約四千五百年前，安克馬霍爾的墓（Tomb of Ankhmahor）中，被發現當時的醫生安克馬霍爾，以背向法老王的方式，在法老王手上、腳上進行醫治行為的壁畫。壁畫中還有文字寫著，法老王說：「請不要弄痛我！」醫生回答：「我要這樣，你才會讚美我、感謝我。」雖然在墓中還有其他許多壁畫，顯示醫生還會在病患其他部位按壓，這似乎意味著當時的古埃及醫生們所用的方法，只是某種形式的按摩或推拿，即便如此「反射學」有可能已在古埃及時期萌芽。

西元前三三二年，已日漸沒落的古埃及被併入亞歷山大帝國。經由戰爭導致文化的交流是歷史發展的常態，我們有理由相信「反射學」的胚芽是從埃及傳到希臘、阿拉伯，再經由羅馬帝國傳到歐洲。

中國

在中國周朝戰國時期（西元前四四七年到二二一年）的十二經絡學說，其中六條經絡的終點都在腳上，全身的穴位約有十分之一在腳部，雖然穴位是為針炙之用，但也成了民俗按摩的重要依據。

在二千多年前中國秦漢時期，《黃帝內經》和《黃帝歧伯按摩十卷》二部古醫書中，按摩已經被視為一門專業。漢、隋唐、宋、元、明、清各朝代按摩都是重要的醫療方法。明朝時期《香案牘》中記載：「有痛苦，手摸之輒癒，人稱為摸先生」。這位「摸先生」就是推拿醫生。明代還有《小兒推拿經》，證明當時不僅對按摩已有豐富的經驗，還包括對兒童做推拿。到了清代，對於推拿手法治療傷科疾病的適應症和治療法則，有了較全面的闡述和總結。

清末民初以來，因受到西方醫學的重大衝擊，西醫成了主流醫學，幾乎取代傳統的中醫學。人們生病看醫生（西醫），中醫漸行式微。按摩是中醫療法的一部分，有人把按摩歸入針灸療法中，認為是「指針」的一種。但因針灸的效能遠比按摩有效，而使得按摩逐漸邊緣化。在中國並沒有「反射學」的說法，致使反射學的作用和按摩是混淆不清的。千百年往來於中國「絲路」上東西方的商賈，或是蒙古帝國的鐵騎，都可能直接或間接的將中國按摩推拿初始運用方式傳到歐洲。

印度

在印度佛教的文獻研究中，也發現腳底和身體其他部位的聯結關係圖片。一些梵文符號的位置和許多反射區的位置很相近，雖不能說明是反射學的起源，但是以宗教的意涵而言，佛教認為一切事物是同一源頭，是至高無上的統一體的各個組成部分。這樣的看法，和反射學所認為的：局部是全體的縮影；腳是身體縮影的看法相同。在印度阿育吠陀古醫學中，發展出在身體的一〇八個關鍵點（marmas），按壓這些關鍵點，會影響身體的健康，甚至是生命的安危。這類似於中醫的經絡穴位，但發生的時間點更久遠（約在西元前兩千年）。這種按壓身體某處，便會影響全身的醫療方式，有其自有的脈輪理論、固定的按壓方式與使用的各種油脂。雖不同於現今的反射學，但亦不能排除其為反射學源頭之一的可能。

美洲印地安人

在美洲印地安人的傳說中，也出現當身體某部位有病痛時，不是在該處按壓，而是按壓身體另一部位，以得到緩解疼痛的說法。這些都可以算是反射學的源起。但是，若以較具體而嚴謹的文獻依據而論，人類將刺激手或腳的某些部位，會引起身體其他部位發生反應的反射學，卻是二十世紀初期才正式出現。

反射學的誕生

一九一七年美國菲茲杰洛醫生（Dr. W. Fitzgerald）和包威爾博士（Dr. Edwin F. Bowers）合著《區帶療法》（ZONE THE RAPY）一書，是反射學的第一本書。菲茲杰洛（一八七二～一九四二）於一八九五年完成了佛萊特大學醫學院的學業，曾在巴黎、倫敦等地行醫多年，一九一三年回到美國康乃迪克州哈佛鎮的聖法蘭西斯醫院，擔任耳鼻喉科兼外科醫師。菲茲杰洛發現，把身體蹤向等分十等分，手和腳也依手指、腳趾各區分十等分，身體某部分的病痛，和手、腳相對應的等分相關。

菲茲杰洛和包威爾，是有系統論述反射學的二位鼻祖。在《區帶療法》一書中菲茲杰洛認為：「利用穴道治療疾病，在印度和中國等地區已很流行，但不知何時被人淡忘。這可能與針灸治療法的興起有關，在不知不覺中逐漸被取代。」菲茲杰洛早年曾在維也納從事穴道和身體器官間的治療研究。我們認為在他的醫學知識中，可能存有中醫學中經絡穴位的影子。在西方醫學興盛、強調分科診治的年代，有勇氣提出類似於整體治療觀的《區帶療法》，是件了不起而且值得推崇的事。

邁入現代的反射療法

英哈姆女士確立足部反射學

《區帶療法》一書出版後，在當時的美國社會是很新鮮的事。由於呈現良好治療效果遂開始流傳。菲茲杰洛醫生受到肯定後，開始訓練了一批批優秀的醫生學習這種新的健康法，當時操作反射的區域在身上、手上和腳上都有。華盛頓的賴利醫師（Dr. Joe Shelby Riley）非常信任菲茲杰洛醫生發現的反射學理論，並進一步將菲茲杰洛博士的垂直區域圖，加進他自己發現的支配人體的八個水平區域，繪製了足部反射點的圖解，使反射療法的研究更加精細。

一九三八年治療師英哈姆女士（Eunice D. Ingham）同時也是一位護理師，依據區帶療法的理論，出版《腳會說話》（Storiesthe Feethave Told）一書，開始把腳上的反應區當做治療的主要部分。她在腳部描繪了人體的內臟器官反應區圖，採用「英哈姆式療法」即以兩手拇指指腹輕柔按壓的操作方法。英哈姆女士大力推廣，確立了腳部反射療法的治療功效。吳若石神父極力推崇英哈姆女士，認為她是推廣足部反射療法最重要的先趨人物。

將反射學帶到歐洲的德國馬爾奎特

德國的馬爾奎特（Hanne Marquardt）女士原本從事按摩治療的工作，一九五八年受了英哈姆女士（Eunice D. Ingham）《腳會說話》這本書的影響，開始在被她服務的患者腳部，施作反射療法。由於出乎意料之外的好成果，給她帶來了自信和更大的興趣與好奇，於是馬爾奎特遠渡重洋到美國跟英哈姆女士學習。她在美國認識了不少這方面的專家，經過不斷的研究和探討，她把腳部反射療法的施作效果，向全美國和世界各地推廣。她開辦了反射療法的基本課程，訓練各地的物理治療師，並接受邀請到各國講學，也在北歐各國開辦教授足部反射療法的學校。一九七五年出版《腳部反射療法》一書，把自己的臨床心得和實驗報告分享給世人；是學習反射療法的重要參考書籍之一。

瑞士瑪莎薇

瑞士護士出身的瑪莎薇（Hedi Masafret）女士，在學習了由美國傳到歐洲的足部反射療法後，不斷地深入研究和實踐，並開設了研究班進行教育推廣工作，使這個健康法在瑞士非常普遍。她和夫婿Paul Theiler在瑞士Stoss創辦了一所很大的健康中心，幫助許多人恢復了健康。吳若石神父於一九八〇年回瑞士到瑪莎薇護士所開辦的足部反射療法學校，向她先生學習這個健康法。瑪莎薇著有《未來的健康》（Good Health for future）一書；也就是一九七七年薛修士帶給吳若石神父，啟動了足部反射療法由歐洲傳入亞洲，掀起一陣足療風潮的關鍵。

《未來的健康》經由李百齡女士翻譯成中文，由光啟社出版，中文書名為《病理按摩》，成為台灣早期學習足部反射療法的重要依據。這些前輩們都是推動足部反射療法有很重要貢獻的人。因為有這些前輩們的努力，使足部反射學成為世界諸多自然療法中最亮眼的一部分。

F J M 吳若石神父足部反射健康法
（Fr. Josef's Method of Reflexology）

足部反射健康法傳入台灣

由前面略述的足部反射學發展歷程中，可以發現以開始較有系統論述足部反射學而言，從一九一七年菲茲杰洛的《區帶療法》一書為起算點，發展至今（二〇二〇年）也不過一〇三年的時間。前面六十二年的時間幾乎全都在歐美國家發展，並未涉及其他地區；直到吳若石神父於一九七九年開始，以足部反射健康法為人服務到現今二〇二〇年，總共四十一年的時光，足部反射健康法由吳若石神父帶入到台灣，再傳進香港、大陸擴及亞洲、非洲及中南美洲。當今足部反射健康法的重鎮在台灣，台灣足療的發展和吳若石神父息息相關。要瞭解台灣足療的發展歷程，就必須先認識吳若石神父的足療生涯。

關於吳若石神父

吳若石神父（Fr. Josef Eugster）一九四〇年十二月二十日生於瑞士一個虔誠的天主教家

庭。幼年時曾為自己的將來，向天主許願：希望能當醫生、老師或神父。吳神父說：「我是農家子弟，家裏沒有錢可以讓我上很好的學校，要當醫生和老師很難，所以我選擇當一位神父。」他十二歲時立志做傳教工作，一九六八年神學院畢業後，一九七〇年八月二十三日到台灣從事傳教工作，在學習完閩南語之後，被分發到台東服務。一九七七年初，到台灣的吳若石神父，因水土不服導致膝關節嚴重疼痛，同修會的薛弘道修士送給他德文版瑪莎薇所寫的《未來的健康》一書，吳神父依書上所教的方法，在腳上按壓而解決了膝關節痛的困擾，開始了吳神父在足部反射療法的探究。一九七九年，吳神父正式以這個健康法，在台東寶桑天主堂為別人服務。從此開啟了ＦＪＭ（吳若石神父足部反射健康法）的孕育過程。天主應許了吳若石神父幼年時期的祈願：他不僅是一位神父；也是教授這個健康法的老師；也以這個健康法為別人解除病痛，做了類似醫生所做的事。

足部反射健康法是吳若石神父沉重的十字架

在初期，沒有人因為足部反射健康法受到任何名聲、地位的傷害，或是財富的損失；相反地，絕大多數的早期追隨者，都得到他們期盼的利益和名聲；但不包括吳若石神父。吳若石神父因為這個健康法，遭受了外人難以明瞭的痛苦和折磨。他因這個健康法險遭當時政府的驅逐，再加上當時天主教會，和自己所屬的白冷外方傳教會，對這個在別人腳上施作的健康法的價值尚未認同，令他心情憂鬱苦悶，因此，以到國外進修的方式，自我放逐將近一年。最後，被調到台灣後山中的偏鄉——長濱村服務。

在他晚年要為這個「減少別人的痛苦，增加別人的喜樂」的健康法奮力一搏時，仍遭到部分不明就理的商業團體，劍拔弩張地以為吳若石神父要來搶食商業利益的誤解。吳若石神父不止一次的說過：「各種足療的手法都有它的效果，我們不會否認別人的做法，我們只想把我們研發的ＦＪＭ和大家分享。」吳若石神父願意ＦＪＭ這個健康法，成為天主教會福傳的工具，就是證明他不會鼓勵將這個健康法只做為營利的工具。他更願意讓這個健康法成為眾人健康的守護工具。以前的吳若石神父是這麼想；現在的他也是如此思考；將來他的團隊更以此為核心價值。

ＦＪＭ在當今足部反射健康法界中，因其一致、精細而且精準的操作手法，明顯的健康效果而蜚聲國際。從一九七九年以來，吳神父沒有停止過研究、精進ＦＪＭ。他為每一位被服務者施作足療時，都把對方當作自己的老師，在他們的腳上獲得足部反射學的經驗；而面對自己的每一次身體病痛時，也認真的對待，一如天主藉由自己身體的病痛，教授足部反射學的知識。吳神父作為一位足部反射健康法的接續開拓者，以及終身研究者，有必要在世界足部反射學發展一世紀的這個時間點上，就其本身的經歷做一些歷史階段性的整理，為將來有志於足部反射健康法接續研究，和深入發展的後繼者，墊鋪好踏腳的基石。

每位基督徒都要背負自己的十字架。吳若石神父無疑選擇了他所能背負，最沉重但願意背負的一個十字架。

ＦＪＭ的發展歷程

在台灣，在別人的腳上施作以緩解病痛，進而獲得健康的方法，是來自吳若石神父這件事，沒有人會否認。許多人，包括在台灣有名的足療師傅，都曾受教於吳神父。這個健康法的名稱在台灣依序曾經被稱為「腳底按摩」「病理按摩」「若石健康法」「新足部健康法」及ＦＪＭ（吳若石神父足部反射健康法）。不同的名稱，不僅代表不同的年代，也標示著足部反射健康法不同的發展內涵。

足部反射健康法「不是按摩」的概念，我們已多次說明，在此不再贅述（請參考《圖解親子足療》），只是在起初名稱上的誤用，使這個健康法的發展更歷經波折。它曾經火紅風光，也曾受迫消沉，而吳若石神父以雙手在世人的腳上找回健康，伴隨ＦＪＭ孕育、誕生和成長，而起伏沉揚，但依天主旨意始終堅持。如果以吳若石神父本身的經歷為中心看ＦＪＭ的孕育發展過程，應該可以區分為：（一）寶桑堂天主堂時期（二）艱困發展時期（三）長濱天主堂時期（四）回歸福傳時期。以下就將各時期的重大事件，以及ＦＪＭ這個健康法本身的演變略述於後。

寶桑天主堂時期（一九七七～一九八一）

吳若石神父初到台東時，曾被派到池上、關山、鹿野等鄉下地區的天主堂服務。他發現那些地區的教友大多比較年長，而且不大關心彌撒中的教義，反而常常抱怨他們身上的各種疼痛。吳神父覺得如果自己有能力解決這些教友的病痛，一定能幫助他們的心更接近天主，吳神父常為此意向，向天主祈求。後來因為他自己的膝關節痛而認識了足部反射健康法，他才驚覺到天主早已回應了他的祈求。一九七七年吳若石神父開始接觸這個健康法，他從不怎麼相信腳底能給人帶來健康，到試試看，到全心投入研究這個健康法。吳若石神父把足部反射健康法，當成是天主派給他的使命，他要傳揚給世人，為人們的健康帶來另一種選擇。

一九七九年吳神父被派到台東寶桑天主堂擔任本堂司鐸。因為發現在腳上可以處理身上的病痛，基於基督愛世人的精神，吳神父開始公開的以這個健康法為別人服務。吳神父常在祈禱中向天主說：「主啊！求你賜給我一個有吸引力的健康法，讓人們容易接受我，那麼天主的福音就會比較容易傳揚出去。」此時，吳神父已體認到自己的神職工作，和在別人的腳上為別人找回建康是密不可分的。

因為足部反射健康法大都在腳底施作，所以初期多被稱為「腳底按摩」；後來發現反應區和身體病痛的關聯性，所以後期開始有了「病理按摩」的名稱。這個時期的吳若石神父在驚訝於腳底按摩效果的同時，也發覺自己在醫學方面知識的不足，而開始大量閱讀國內、外相關醫學的書藉、期刊，從此走向研究足部反射健康法的不歸路。吳神父自認自己並不聰明，但他認真謙遜的學習精神，和堅定的執行態度，卻令他周遭的所有人感佩不已。

在這個時期的腳底按摩，是將對方的腳放在自己的腿上來操作的。而操作的原理很簡單，就是「痛就有病」「越痛越有效」，不痛就是沒有病，或說是病好了。當時因為這個錯誤的操作觀念，讓不少人雖然病痛好了，但也吃足了苦頭；有些人因為怕痛，不敢接受腳底按摩，也甚為可惜；同時，一般人也將腳底按摩和疼痛畫上牢不可破的等號。一些遊戲型態的電視綜藝節目，竟將腳底按摩作為節目中懲罰的項目，這讓世人對足部反射健康法，在初期階段就有了錯誤印象。

這個時期的腳底按摩，並未使用工具，只用大拇指背指節、指腹和食指背指節，操作摳、拉、壓、推等手法。對於反應區的位置有部分不正確的地方。例如：甲狀腺和副甲狀腺的反應區位置明顯錯誤；心臟反應區位置太低；脾臟反應區也偏低；太陽神經叢位置太高、範圍也太小；腎臟和腎上腺的反應區位置也偏高。此外，還有頸部反應區的範圍太小等。

這時期學習這個健康法的人，手指食指、拇指的背面第一、二指關節處，會出現明顯的肉繭。操作的時候，是將被服務者的腳，放在操作者的大腿上施作，大量使用手指、手臂、肩膀及腰背的力量。

初期腳底按摩的研究者認為：要從腎臟、輸尿管、膀胱等反應區開始按摩，就是所謂的「開水門，通水路」。因為在當時認為腳底反應物是尿酸結晶，腳底按摩的功效是使毒性物質的尿酸結晶從泌尿系統排出。接著，操作頭部反應區，而後是眼、耳，然後就照個人的看法自由的操作。因此，在這個時期是：有原則而沒有固定的手法和操作順序。一般學習者主要依據李百齡女士翻譯，瑞士瑪莎薇所著的《未來的健康》一書，中文書名為《病理按摩法》。這時期的反應區計有五十九個反應區。

艱困發展時期（一九八二～一九八八）

吳神父因自己的病痛，將腳底按摩引進台灣後，出於天主教神父的仁愛情懷，希望這個有益於健康的方法，能讓更多的人知道，好減輕更多人身體的病痛。警察廣播電台名節目主持人李文女士，報導了因自己甲狀腺腫瘤，受益於吳神父的腳底按摩而解除病痛的事件，讓很多人開始關注到，有一個外國神父會在腳底為人治病這件事。一九八二年一月六日陳月卿女士主持的「華視新聞雜誌節目」，特別為吳神父的腳底按摩做了一個專題報導。節目播出後腳底按摩一時風靡全台，寶桑天主堂的按摩服務室，求助者經常人滿為患。

由於人潮實在太多，再加上吳若石神父經常掛在嘴邊勸告人們：「不要經常打針，不要吃太多的藥。」終於引發醫界和藥界的反彈，導致衛生署的關注，從而要求吳神父立即停止腳底按摩的工作。此事件雖經當時的謝副總統東閔先生協助解決，讓吳神父在台北的醫院，在醫生的監護下，能繼續以這個健康法為病人服務；但吳神父認為：只有讓更多的人學會使用這種健康法，政府才會重視它。所以，吳神父認為讓更多的人學會這個方法是當時最迫切的工作。

第一批由吳神父訓練出來的徒弟是：陳勇、陳精元、方四賜、蔡麗秀、余素玉、李美麗等六位。他們幫助吳神父傳揚這個健康法，有很大的功勞。不過，因為對足部反射學的瞭解還不夠周全，教學的方法、內容並不完善，但啟發了不少有志之士的深入研究。吳若石神父不僅自己不斷進修學習，也不停地教學，把這個健康法分享出去；但有些自認為聰明的人，把吳若石神父的謙虛，當作自己驕傲的源頭，進而自我澎脹，在接觸了這個健康法後，自行摻入經絡、按摩等技巧，而造就了許多「大師」。

雖然這使得反射學從西方傳到東方後，汲取了中醫學方面的一些養分；但不幸的是，太多不適宜的手法、知識及感覺，將反射學引導到只是使人放鬆和享樂的方向。這也讓足部反射學在台灣的發展陷入困境。在這個時期，吳神父教授腳底按摩的足跡已遍布全台。不過隨之而來的壓力，包括：利益團體的糾葛、政府的法令限制、教會及自己的修會（白冷會）的不認同，使得吳若石神父原本就因不停教學、為人施作，而非常疲憊的身體，再難以支撐巨大的心理壓力。一九八三年吳若石神父到以色列進修，修養並調整身心狀況。

一九八七年十月七日由一些熱心的足療工作者成立「中華足部反射區健康法協會」，開始嘗試與海外人士交流技術。然而在其發展階段，以商業運作為考量，忽略助人服務的面向，讓吳神父黯然神傷。一九八八年八月二十日「腳底按摩」更名為「若石健康法」。當時「國際若石健康法研究會」的會長陳茂松表示：「若石健康法」是不同於吳神父腳底按摩的方法。不過，政府衛生主管單位認為：兩者都是民俗療法中的一種，並無任何不同。一九八三年間，吳若石神父和曾良時先生、鄭英吉先生成立三人小組，繼續研究發展，當時覺得這個健康法在台灣，因為法令的限制很難推廣，便將在一九八二成立的「若石服務處」改名為「國際若石健康法研究中心」，希望將這個健康法推廣到世界各國。

這個時期雖然充滿了各式的困難和挑戰，但並不影響對這個健康法的研究和改良。從左腳開始施作，已經成為這個健康法的共識；同時也不認為需要太多的施作時間，尤其是對身體虛弱的人施作時；施作力度太大或太小，都不利於被服務者；這時期施作這個健康法時，施作者都坐在小板凳上，將被施作者的腳放在另一張椅子施作；而操作的順序是從自律神經系統開始，依序是泌尿排泄系統，神經系統，消化系統，淋巴系統，以及其他特別有反應物現象的地方。然而，當時操作的觀念仍然存在「越痛越有效」的誤解。施作時仍大量使用手指、手臂、肩膀及腰背的力量，一些輔助的施作工具開始被使用。一直以來以此為謀生工作者，出現肩、背、腰與其他部位等等的職業性傷害。

長濱天主堂時期（一九八九～二〇一三）

一九八九年長濱天主堂的本堂司鐸彭海曼神父，因年滿七十五歲屆齡退休，吳若石神父奉派接任長濱天主堂司鐸。長濱天主堂在長濱村內，是原住民族阿美族的部落，地理位置在花東海岸公路的中點。若說花蓮和台東是台灣的「後山」，而長濱鄉則是後山中的偏鄉。吳神父為做好阿美族語區的神父，不得不在近五十歲的年紀，在學了中文、閩南語之後，重新再學習阿美族語。即便在這樣的時期，吳神父依然沒有停止研究及教學推廣這個健康法。這時期吳神父的教育推廣工作重心在海外，他的祕書林素妃女士更是他重要的工作夥伴，自一九九八年開始為他不斷地受邀安排行程，到海外各國及中國大陸，推廣這個健康法，並募集工作需要的捐款。

吳若石神父到過的國家和地區，除了他的母國瑞士及周邊的歐洲國家以外，有香港（一九九一、一九九六）、日本（一九九一、二〇〇一）、馬來西亞（一九八九、一九九二）、玻利維亞（一九九八）、韓國（一九九九、二〇〇五）、大陸上海（一九九四）、大連及北京（二〇〇〇）、義大利羅馬（二〇〇一）、美國（二〇〇〇、二〇〇一、二〇〇五）、澳大利亞（二〇〇四）、辛巴威（二〇〇四），足跡遍布五大洲四十多個國家、城市或地區。

一九九九年九月世界反射學者會議（ＩＣＲ）頒贈吳若石神父最高榮譽獎——博愛獎，表彰他無私的奉獻精神。值得一提的是，吳若石神父雖然專注於足療的教育推廣工作，但並未耽誤他的神職工作。長濱堂區的青年牧靈工作非常活躍，當然這要歸功於林素妃祕書的全力協助。除了教會的牧靈工作之外，一九九六年林素妃祕書因為自己孩子的氣喘藉由這個健康法而得到根治，她看見這個美好的方法被長期誤用，也看到吳若石神父在身心整合上的內涵，無法真正展現，目睹神父孤寂的背影，她決心進入這個健康法的世界，協助並投入研究發展的工作，這時吳若石神父足療工作團隊初始核心已經悄然形成。

吳若石神父經由鄭英吉先生及其家人馬珍珍女士及鄭景仁先生的協助，在二〇〇一年出版《吳神父簡易足部健康法》一書，這個健康法再度被更名為「新足部健康法」。改進的地方有：

1、施作者坐在正常高度的椅子施作，被服務者座椅高度較一般座椅提高約二十公分。

2、將中醫經絡學、陰陽五行及生物全息理論的觀念，納入新足部健康法的理論依據。

3、將反應區圖以五行五色的概念，重新繪製。

4、以腳部骨骼定位反應區的位置。

5、以區域連續性手法，依腳趾部、腳內側部、腳背部、腳外側部及腳底部施作。

6、以被服務者能忍受的痛感為準，而不再是越痛越有效。

7、從腦部反應區開始施作。

8、不再以拇指指節及食指指節的背面操作。

9、修正腳底病理反應物為尿酸結晶的說法，而是反應區的組織結構改變，推散病理反應物能使人重獲健康。

10、強調整體治療的觀念。

11、反應區增加到八十三個反應區。

二〇〇三年十一月二十六日，吳神父應邀幫教宗若望保祿二世施作新足部健康法，這件事讓一些以前對這個健康法反對或懷疑的人士，不再表示意見。廣義的解釋，似乎天主教會也同意了吳神父推廣新足部健康法。吳神父到了長濱天主堂後，每週一都會開一個多小時的車，到台東市救星教養院，為重症兒童施作足部健康法。吳神父認為足部健康法可以改善兒童和成人的各種急、慢性病，替病患家庭省下許多醫療的費用，值得大家把這個健康法當作身體保健的方法。所以開始鼓勵「一家一人會，省下醫療費」。為使更多的人能享受到足部健康法的好處，吳神父開始許下一個願望，希望在台灣能像在歐洲一樣，會有一個專門研究、發展、和教授足部反射健康法的處所，並開始為這件事情祈禱。

回歸福傳時期（二〇一四～）

二〇一四年五月十七日，在長濱天主堂成立了「吳若石神父全人發展協會」，吳神父順理成章獲選為理事長。以往雖然有以吳神父之名而成立的協會或研究會，吳神父都曾經參與，但經過一段時間的檢視後，大都選擇逐漸淡出，甚或直接退出。除了不能認同以商業利益為考量的運作方式外，部分原因是對於足部反射健康法的理念並非完全契合。吳若石神父在七十五歲生日時說：「減少別人的痛苦，增加別人的喜樂，是我人生的意義。」而這個理念，也成為吳若石神父協會工作夥伴們的核心價值之一。

研究足部反射健康法，首先是為了救助有病痛的人，使他們獲得健康；其次，是為了能有一種對一般民眾身體有益，並且喜歡的健康法，讓神父更容易接近民眾，從事福傳工作。吳神父認為身體、心理、靈魂都健康，才是真正的健康。身體和心理的健康比較容易被人看到，但靈魂的提升需要信仰。吳若石是天主教的神父，牧靈工作是他的天職，所以每到星期五、六、日，吳神父往來於長濱鄉南北四十公里的八個天主教堂主持彌撒，其他的日子是他為教友服務的時間。只有星期一會到台東市他的修會，和他的修會弟兄相聚；但這天也是他為救星教養院重症兒童服務的時間。

當吳神父的足療越來越有名氣後，各種商業團體或個人，或是以重利希望能得到吳神父的肯定加持；或以狡詐欺瞞誘騙吳神父為其所用，但吳神父始終不為所動。在長濱天主堂一群認同吳神父「服務愛人」理念的志願工作者，持續和吳神父一起學習、研究這個健康法，他們中間有新住民、原住民、閩南人、客家人、外省人，吳神父常笑稱：再加上他這個瑞士外國人，就是聯合國一家人。

在前一個發展階段所強調的「一家一人會，省下醫療費」，這個教育推廣理念，經過實證後發現，來學習ＦＪＭ的大多是媽媽，主要是為了家人的健康；但媽媽的健康誰來照顧呢？所以這個時期對於ＦＪＭ的教育推廣理念是「一家二人會，省下醫療費」。鼓勵夫妻、親子或朋友們共同學習，互相照顧對方的健康，同時也能增夫妻、親子及人與人之間的關係。

二〇一六年七月十二日，在和衛福部中醫藥司黃司長就ＩＣＲ（International Conference of Reflexologists）世界反射學者會議的會談中，正式定名這個健康法為ＦＪＭ，即是「吳若石神父足部反射健康法」。黃司長同時認為：ＦＪＭ是Formosa Josef's Method，福爾摩沙的足部反射健康法。ＦＪＭ為足部反射領域做出的貢獻有：

1、建立完整的教育訓練系統、進修與換證制度。

2、培訓了許多技術深厚又樂於助人的FJM師傅，充實FJM世界服務工作夥伴陣容。

3、在學科之外，創立術科師徒制一對一實習制度，完整傳承FJM技能。

4、向世界展示台灣在足部反射學的成就。二〇一七年十月十九日在台東舉行的二〇一七ICR世界大會中，三十位來自多個國家的FJM師傅，以一致的手法和操作順序，為與會的各國專家學者服務，在世界反射學界引發強烈的震撼。

5、出版《足療自癒》一書，同步發行英文版，做為FJM全球教學統一教科書。

6、將反射區由八十三個增加到八十九個。

7、首次提出反應區重疊的觀念。

8、將FJM操作的手法、順序，清楚而完整的寫出來，打破華人世界「留一手」的觀念，以方便世人學習。

9、在手法操作上，強調以保護施作者為優先考量。

10、確立FJM反射學原理。

11、正式成立海外各地FJM服務團隊為世人服務。

12、吸引許多國家或地區的足部反射學愛好者，不遠千里到台東長濱天主堂學習。

13、為家庭照顧與親人關係多元發展了親子足療及年長者足療的服務及研究。

14、將足部反射學帶領進入「全人」身、心、靈領域，而非僅只是技術操作而已。

二〇一六年七月起，協會派遣講師團隊到大陸南京、河北、東北及內蒙古等地，為提出需求的天主教堂區，培訓以FJM為服務世人方法的團體，獲得廣大而熱烈的回響。目前在河北唐山、衡水，以及內蒙古包頭、烏蘭察布、黑龍江，和南京市教區都有了FJM的服務工作團隊。協助病痛患者獲得健康。

每次講師團隊出發前往大陸從事教學工作前，吳神父都會為這群工作夥伴舉行「覆手派遣禮」。在吳神父欣慰的眼神中，可以知道吳神父希望這個健康法和福傳工作結合的願望實現了。二〇一九年六月十九日花蓮教區黃兆明主教，偕同吳若石神父、林素妃祕書長及筆者，拜會唐山教區的吳若石神父足部反射健康法教學中心，特別為以FJM這個健康法協助當地人健康的實際經驗，和當地天主教會神職人員交換意見。

四十年來的足療實際服務經驗，讓吳若石神父清楚地知道，在華人的世界，足部反射健康法很難脫離世俗及商業的名利桎梏。惟有將FJM回歸到成為天主為世人服務的工具，安靜的在教會內行走，才有可能純淨的存在，而且持續研究發展，並造福世人。因此，興建一所足療的處所（目前暫時定名為：吳若石神父健康服務中心），不僅具有研發、教學FJM的功能，還能提供遠地而來尋求健康者食宿的服務，更具備照顧偏鄉年長者健康生活，以及提供偏鄉弱勢者工作機會的能力，是吳神父此生最大的心願。

天主教花蓮教區黃兆明主教，以實際的作為支持這個行動。天主教花蓮教區提供台東長光村長光天主堂旁的一塊土地，做為健康中心的建築用地，以社會企業的理念經營這個健康中心，在台東這塊土地上讓FJM這個健康法，持續守護世人的健康崗位。

FJM的時代任務

足部反射健康法經過將近四十年的研究和不斷的改進，穩固奠基了吳若石神父足部反射健康法（FJM）。吳若石神父曾說：「這個健康法經過五次重大的改變，和無數次小的改變。」不停地改良和進步，對於專業的足部反射學研究者而言，是必須且足以自豪的成就。憑著對足部反射學專業的執著，以及實際將這個健康法幫助弱勢族群的作為，吳若石神父因而獲得世界反射學者評議會（ICR）頒贈最高榮譽的「博愛獎」。

FJM是吳若石神父在七十四歲時，和他的協會工作夥伴們，共同彙集海內外多年的實務工作經驗而成，不僅是一套操作手法，也是一套完整的身心整合教學系統。足部反射健康法從開始到現今，經過四個階段的發展，正式定名為「吳若石神父足部反射健康法（FJM）」，被定位為有益於健康，而且能持續進行研究和發展，並做為服務世人工具的健康法。

繼二〇一一年十一月被列入國際反射學會（ICR）名人堂後，二〇一九年九月吳神父更獲ICR頒發「教育獎」，吳若石神父以身作則對身心整合的投入與詮釋，以及FJM對於健康的精準、有效及完整性備受推崇，而成為世界足部反射學界的重要脈絡，更是台灣在世界的一個新亮點。

FJM同時面臨的時代任務有：

不斷進步與開放接受改變的挑戰

對於沒有持續進修觀念的人而言，改變不是件容易的事。因為改變需要勇氣，更需要對專業的堅持和追求。以吳若石神父由純徒手操作，改變為部分反應區由操作棒施作，並為**堅持全力保護操作者**，而修正的操作與運力方式為例：當吳若石神父以自己的身體驗證，並經過審慎的評估後，確認使用操作棒與根據力學原理改變運力方式認知，可以使足部反射學更精準，也可以保護施作者的身體健康，而開始在其操作法中，將部分手法改為使用操作棒，同時呼籲以前曾跟隨他學習的學生們，也能跟著改進。

但，仍有許多人不願跟進改變，這些人不解地認為：為什麼要改手法呢？改來改去很麻煩呀！甚至說出，只有手沒有力量的人才會使用操作棒等等話語。從這當中讓我們知道，改變既有的習慣，對許多人而言是痛苦的。從另一方面看，足部反射健康法在現有的法令限制下，已迫使大多數的從業人員，接受「腳底按摩」（政府的法定名稱）是民俗療法中的一種，只是為了使人休閒、放鬆的方法之一，不必要有太過專業的要求。這樣的認知，在商業利潤的環境中，更顯得理所當然。

因為經歷自己的軟弱，我們承認人的軟弱，但我們會知道該是必須堅強的時候。吳若石神父會在他的晚年籌組協會，是因為他知道，如果沒有真正發自信仰、願意為這個照顧世人的健康法奉獻的工作夥伴，那他數十年的努力成果，會在他蒙主寵召之後煙消雲散。因此，吳若石神父的協會不強求別人改變，但會做好準備給願意改變的人；也不會違背政府的法令，但會持續研發，為將來可能的法令改變做準備。持續的進步帶來改變，不斷的進步、不斷的改變，足部反射學需要的就是在這一條路上，不斷披荊斬棘的領路人。

存續經由雙手帶給人類健康的福祉

ＦＪＭ經由雙手為別人帶來健康，其世界工作團隊，從生活中實踐依靠ＦＪＭ獲得健康，而非習慣性依靠藥物。越來越多的人在接受西方醫學或中醫之外，也開始接受ＦＪＭ為自己維護健康。有人說這是窮人的健康法；有人說這是絕望者的健康法；也有人說這是最環保的健康法；還有人說這是最有人情味的健康法。我們經由許多的實際案例實證體會到這是最有效的健康法之一。

曾有從事養生行業的老闆，向他的員工們說：「吳神父的手法太複雜，沒有市場實戰的能力，所以不必學，只要學會店裡教的就行了，賺錢比較重要啦！」這番言論輾轉傳到吳神父的協會，反而讓大家覺得責任更重大了。因為不當的工作姿勢、手法，會傷害工作人員的身體健康，也可能無意間傷害了被服務者。

再者，廣大的消費市場，也可能已經不清楚，真正的吳若石神父足部反射健康法是什麼，只認識越痛越有效的「腳底按摩」。在ＦＪＭ的工作平台，接受過服務的客人，都驚訝於師傅傳遞的細膩關懷與精準、實質有效的改善並期待再次造訪。

ＦＪＭ師傅能在確保自身健康的狀況下，用雙手在腳上為別人的健康服務。我們希望這股希望之火，能成為一股為世人健康服務的熱情與關愛之火。

持續地保存並發展這個健康法，是我們責無旁貸的天職，但光憑意願無法達成這個任務。吳若石神父健康服務中心（FJM house），將承載這個任務的持續完成。事關人的健康福祉，是天主所悅納的，天主要完成的事，它必當完成。

持續研究和發展的FJM

只有專業才會受人敬重，專業程度越高，越受人敬重。專業程度不高，可替代性就高。在先進國家，醫療保險的費用非常高昂，專業足療師的服務更顯珍貴和重要。

FJM是自一九七九年迄今，不停的研發而得到的成果。吳若石神父不只是引進足部反射學，他更以他全部的生命和熱情，驗證、推廣、研究和發展。他的工作團隊很清楚，這個健康法必須以完全開放的心與態度，持續研發、進步，為所有從事足療行業的夥伴們，提供足部反射學領域的專業諮詢與學習服務；協助有從事足療工作的人，維護職場工作上的安全，建立受人敬重的足療服務工作職場；使更多的人知道這個健康法，並能從而獲益。

在台灣的足療發展歷程中，從最初的「腳底按摩」「病理按摩」到「足部健康法」到

「新足部健康法」，一直到現今的「ＦＪＭ」。在此同時，也正是吳若石神父的工作團隊，確認ＦＪＭ不能以商業考量為核心，而必須把這個健康法獻給天主為上天賦予我們助人的重要工具之一，教學團隊即刻開始的服務與培訓工作，這也成為照顧世人另一面向的工作，把原本僅僅在腳上為人維護健康的工作，提升到心靈層次的協助，開始進入療癒生命的層面。這些進步都是ＦＪＭ工作夥伴們，自「吳若石神父全人發展協會」成立以後，繼續努力的成果，也更清楚地標示出吳若石神父及其協會的存在價值與存在的時代意義。

二〇一九年在美國阿拉斯加州安克拉治市舉行的ＩＣＲ世界反射學大會中，吳若石神父代表協會獲頒「教育貢獻獎」，表彰吳若石神父教學團隊在過去幾年，以每年超過一千人次，在海內外傳授世人ＦＪＭ。我們知道這樣的成果並不足以跨耀，但更清楚的表達我們需要更多的人加入工作行列，讓更多的人獲得美好的健康。

第2章

認識FJM

反射學的定義與內涵

二〇二〇年，當全球都忙於對抗新型冠狀病毒的期間，全世界知名的反射學專家學者們，都堅守自己的工作崗位，以一己之力為社會貢獻。這段期間吳若石神父全人發展協會與世界反射學界專家學者們更密切往來。除了密切討論與交換協助免疫系統的功能，促進與健康復健的經驗外，也為協助世人渡過這波疫情彼此加油打氣。同時，協會與世界知名反射學專家學者，對於反射學的定義與涵蓋內容進行深入的討論。多數的專家學者們對於反射學的定義與內涵，有下列共同的看法：

（一）反射學是整合醫學的領域之一，反應區位置主要在腳、手與外耳等處，以區塊的方式呈現。

（二）身體訊息的傳遞整合下列途徑，以促進深度放鬆，協助身體恢復並發揮最佳功能。

1、神經傳輸（神經系統）

2、化學反應（經由內分泌、淋巴與血液循環系統）

3、機械式反應（經由筋膜系統）

4、身體能量（電磁場）的影響等

（三）足部反射健康法（Foot Reflexology Therapy）的目的，是協助身體盡量恢復整體運作功能，並藉此加強身體整體與生俱來的自癒能力。

全世界專家學者們普遍共識：反射學（Reflexology）和按摩（Massage）是完全不同的領域，不應混淆。反射學的區域狀反應區，不同於經絡學的點狀穴位，同樣獲得專家學者們的肯定。在此，FJM強調的是，除了在處理一些特殊或緊急狀況時，需要對局部反應區先做處理外；重要原則是依照順序的完整「整體施作」在反應區上給予適當刺激，這是非常重要的前提。

FJM強調非侵入式的方法，在膝關節以下的範圍，刺激反應區，使身體相對應部位的組織器官，協助身體獲得功能上的改善與復健，或疼痛緩解的方法。所刺激的部位可能是手、腳等處，以恢復功能、緩解疼痛，並讓身體各部達到深度休息的一種健康法。

ＦＪＭ的反射學原理探討

初探身體反射現象

許多人都有牙痛的經驗。在牙痛的時候，以手指按壓與牙痛同一側的太陽穴位置，會有短暫止痛的效果，這可能是許多牙痛者從痛苦中獲得的經驗。從生理解剖學我們知道，太陽穴的位置差不多也是三叉神經的位置，而三叉神經正好是觸及上、下顎，以手指強力按壓該處，會使牙痛者短暫的緩解疼痛，應該不難理解。

同樣牙痛情況，如果我們依據ＦＪＭ按壓腳趾部，趾甲下方牙齒的反應區（編號19）時，會產生更好的緩解牙痛效果。當然，要根除牙痛徹底治療牙齒還是要請牙醫幫忙；但值得我們注意的是這個足部反射現象：在腳部按壓牙齒反應區，刺激這無關牙齒神經的位置，能緩解牙痛。

◉完整反應區也呈現在其他部位

反射學中的反射現象，存在於腳部、手部、耳朵、頭皮、身體皮膚，甚至眼睛等處。人類以兩腳直立行走已經有百萬年的歷史，雙腳支撐身體的重量，雙腳的反應區位於神經系統最偏遠的位置；腦部是身體的神經指揮中心。腦部和腳部分別位於身體的上、下兩端；而腳部的體液（包括血液和淋巴）循環，也是由心臟所帶動的循環中，離身體中心最偏遠的地方。

當人體各個組織器官發生病變或功能衰退時，身體的其他部位（腳、手、耳、頭皮等）會反應變化的訊息，在相對應的反應區產生反應現象。在腳部的反應區施作FJM，會產生神經的反射訊息，同時也會影響體液的循環。這些神經訊息和受影響的體液循環，將經由大部分的人體組織器官，影響組織器官使其產生自我調整進而恢復正常。所以，FJM選擇在足部，這人體訊息反應區最大、最容易施作、最有效也最安全的反應區域施作。

◉筋膜系統研究的助力

在二十世紀末有關運動、復健、解除痠痛等領域的研究者，開始對筋膜進行較深入的研究。筋膜包覆了所有的肌肉纖維、肌肉束、臟器、血管及神經等，相互連結貫穿全身。有些中醫學經絡專家甚至認為筋膜是「氣」運行的路徑。

其實，這樣的關注趨勢令FJM研究團隊感到安慰，因為一直以來筋膜確實是我們關切的重點，在腳部施作而能影響全身，筋膜應是重要的關鍵途徑之一。簡而言之，FJM吳若石神父足部反射健康法，就是因著刺激足部，透過神經、體液、筋膜系統或電磁場的作用，激發身體組織器官自癒能力的健康法。

本節著重在說明神經系統及體液，包括：血液、淋巴循環與內分泌、筋膜系統，以及電磁場在反射學中的影響、功能與作用。

神經系統在反射學中的功能與作用

◉神經系統

我們先來談談坐骨神經。坐骨神經是全身最大的一條神經，從腰椎通過脊椎間隙，穿過骨盆腔、臀部肌肉、大腿後側、小腿外側最後到腳底。我們以坐骨神經痛為例。許多中、老年人會有這種坐不住、站不久、走不遠，腰腿痠痛或整支腳痲木的感覺。坐骨神經痛一般會由腰部依神經走向，最初會從腰、臀間開始，一段時間後再往大腿、小腿方向痠痛，有些人最後連腳底都會痛。

以FJM為這些人服務時，會在小腿兩側反應區（編號75、81）發現明顯約花生米大小的反應物，被服務者也會有痠痛反應現象，若再點扣其腳底坐骨神經痛點（編號86、87）時，會有劇烈的刺痛感。經過這些處理後，會緩解被服務者的坐骨神經痛。

並不是坐太久才會導致坐骨神經痛，骨刺、椎間盤突出、肌肉太瘦、發炎腫脹等，都可能壓迫到坐骨神經導致不舒服。當坐骨神經受到壓迫造成疼痛時，受壓迫的神經會產生神經脈衝，這是一種向腦部報告的神經訊息，使我們意識到該部位的痠、麻、痛的感覺。

認識神經脈衝

❶神經脈衝的強度與頻率

一九三二年英國的查爾斯・斯科特・謝靈頓爵士（一八六一～一九五二），和埃德加阿德里安男爵（一八八九～一九七七），因為神經功能上的卓越發現，使他們二位共同成為諾貝爾生理醫學獎得主。他們發現：人體感覺刺激的強度是以神經脈衝發放的頻率決定。神經脈衝的強度與神經的大小有關，與外在刺激的強度無關。意即同一神經細胞受刺激後，只會發出一種強度的神經脈衝。發生頻率愈高的神經脈衝，身體的感覺愈強烈。

❷神經脈衝的發生

對ＦＪＭ而言，施作時只要施作力度達到能產生神經脈衝的壓力，即產生一個與該神經大小相符強度的神經脈衝。較大的力度能在一定時間連續產生多個神經脈衝，我們稱之為較高頻的神經脈衝。反之，以較少的力度，能在一定時間內產生較少的神經脈衝，我們稱之為較低頻的神經脈衝。但過多的力度會對肌肉或組織造成傷害，需要注意。

神經脈衝一般是藉由神經細胞順向傳導的，就是由神經細胞體傳向軸突的遠端（神經細胞的結構如下圖）。如果在同一條神經纖維，較高頻的神經脈衝會壓制較低頻的神經脈衝。

從神經反應認識足部反射學

❶身體會求救

當身體不舒服或有病痛時，身體相關組織器官的細胞，會發出神經脈衝訊息，我們能從

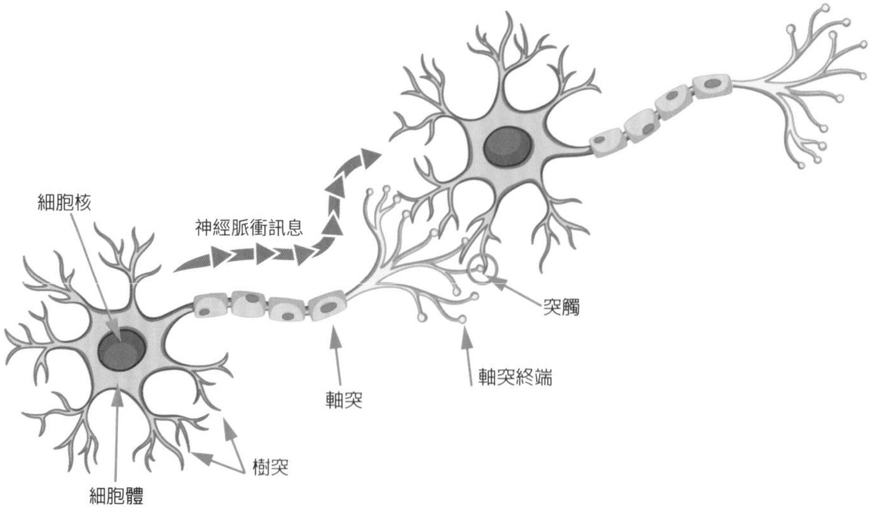

痛的訊息，得知身體的哪個部位不舒服或受傷，需要休息或緊急處理。這是身體為求生存，而尋求支援解決問題的本能。身體會開啟的應變機制，或加快血液循環以增加血液供給；或加派免疫系統成員，以消滅病毒等。當然，身體的主人也會開始調整自己的行為，藉以尋求解決病痛或受傷的方法。

❷較高頻神經脈衝壓抑較低頻神經脈衝

如前段所提的坐骨神經痛，患者因為腰椎椎間盤突出壓迫到坐骨神經，受壓迫處傳出疼痛的訊息，身體便會停止運動，以防止進一步的壓迫發生。這時依ＦＪＭ的方法，在腳部的內、外坐骨神經反應區，以及內、外坐骨神經痛點，施作深入而穩定的壓力，在坐骨神經的末梢，會形成一個接一個的神經脈衝，這些較高頻率出現的神經脈衝，會壓制受壓迫處傳出的較低頻神經脈衝，幫助坐骨神經痛患者緩解疼痛。

❸反應區的神經脈衝

ＦＪＭ的足部反應區圖中，清楚地標示著腳部反射到身體各部位或組織器官的位置。當身體某部位不舒服時，該部位的組織器官會發出神經訊息求救；而在腳部相應的反應區，則會有病理反應物；這些反應物其實是神經組織增大、增生的結果。我們以加壓的方式刺激這些反應物，會產生神經脈衝，進而刺激所反射的組織器官，產生身體自我療癒的效果。若是身體的老毛病，就需要較長的時間進行調整，越久的老毛病需要越長的調理時間。

❹較低頻神經脈衝幫補長年疼痛

施作時力量越大，接觸面積越小，單位面積的壓力越大，產生較高發生頻率的神經脈衝（較高頻神經脈衝）；施作時力量越小，接觸面積越大，在反應區的單位面積壓力越小，產生較低發生頻率的神經脈衝（較低頻神經脈衝）。較高頻神經脈衝就像是數位系統，提供高速大量的訊息傳輸，這是整合與調節訊息傳輸的系統，負責感覺、運動和緩解疼痛。較低頻的神經脈衝就像是類比系統，以相對緩速、差異性的直流電流方式一處接一處傳遞訊息。這種「點對點」較緩的電波傳遞，非常適於對個別功能的精確管控，如：傷口癒合、受傷修復和功能的恢復。

年長、體弱及慢性病患者，其臟器功能一定不好。為這些人施作時，不宜給予太強的神經脈衝刺激，以免承受不住，為求健康卻適得其反，因此要給予較低頻的神經脈衝。這時的施作手法，建議以較大面積的接觸方式施作，產生較小的單位壓力，發出較低頻神經脈衝，使功能不佳的組織器官，逐漸自我調整而恢復功能。

此外，在淋巴系統最多的腳背反應區，通常也是以大面積接觸的施作方式，產生較小的壓力，當壓力達到臨界值後，能產生較少量的低頻神經脈衝，會活化所反射的各個淋巴組織，增強身體的抗病及免疫能力。

❺急症用強

當身體受到創傷時，在反應區幾乎同時產生反應現象，而反應物則隨時間而逐漸增加。這些在反應區新生的反應物，是神經細胞增大、增生的結果。對於身體剛剛發生的創傷，或是新近發生的功能失調，在被服務者可以承受的條件下，建議用較強烈的刺激，產生較高頻率的神經脈衝，可以較快地緩解痛苦，並協助受傷處的癒合，進行身體的自我療癒。

◉體液在反射學中的功能與作用

血液

血液在血管中流動，不僅是生命存活的依據，也是足部反射學藉以調整身體的通路。血管中的血液承載著氧氣、營養物質，還有淋巴球、荷爾蒙、抗體等，滋養著身體，保護著身體，也調控身體的發展。血液循環也負責體內廢棄物的排出，身體的廢棄物排出得越快，越不會累積在體內，同時組織越容易吸收營養，使身體受到滋養，活得越健康越有活力。

適當的運動，經由心跳、呼吸的加快，使血液循環加速，可以達到身體健康；腳部位於血液循環中心最偏遠的位置，施作一次完整且合於操作規範的ＦＪＭ足療，可以促進血液循環，使身體組織吸收到營養，並排出廢棄物，但不會增加心臟額外的負擔，特別適合不宜運動者的養生保健。此外，經由對肝、脾反應區的刺激，也能強化其功能，對過濾、清潔血液有很大幫助，進而提升血液的效能，使身體獲得健康。

淋巴

淋巴系統一如血液會縱橫全身且川流不息。淋巴液中含有許多具免疫能力的細胞，能分辨人體自身的組織，或是非自身的組織，可以對外來物質產生強烈的吞噬消滅作用。淋巴管道的走向大多平行於靜脈，是組織液回流的輔助管道，維持機體的組織液平衡。身體的組織細胞在運作中所產生的廢棄物，大部分經血液正常途徑回流，少部分會經由流速緩慢的淋巴系統回流。

淋巴液起始於全身各組織，初時流動於毛細淋巴管、淋巴管、淋巴結，最後經淋巴總管及右淋巴幹匯入左、右鎖骨大靜脈進入身體的血液循環。淋巴液在淋巴管道內流動，連接着淋巴器官。淋巴器官包括：扁桃腺、胸腺、脾臟，以及遍布身體各處的淋巴結。淋巴結是免疫系統中的重要組織，能清除淋巴液中的異物。施作FJM時，可直接刺激身體各主要淋巴結區域，如：上身淋巴（編號20）、軀幹淋巴（編號79）、腹部淋巴（編號73）、液下淋巴（編號89）、鼠蹊淋巴（編號72）、骨盆淋巴（編號71、78）、胸管淋巴及右淋巴幹（編號31）等淋巴結聚集的區域，以活化這些區域的淋巴結，增強身體的抗病能力。

內分泌

內分泌系統分泌微量化學物質，就是荷爾蒙，經由血液循環，與相應的組織器官結合，以影響身體代謝，主導身體的發展，小到皮膚毛髮，大到青春期的發動、性衝動、或情緒變動，都與荷爾蒙有關。

任何一種內分泌細胞的功能失常，所導致的特定荷爾蒙分泌過多或缺乏，都會引起相應的生理變化。內分泌系統與神經系統相互配合，可維持體內環境的平衡。腎上腺髓質和下視丘內一些神經內分泌細胞，能分泌神經荷爾蒙，可將神經系統與內分泌系統兩大調節系統結合起來，擴大對身體的調節功能。

內分泌腺體有：腦垂體、松果體、甲狀腺、腎上腺、胰島、性腺等。腦、肝、腎臟等器官雖然不是內分泌腺體，但含有內分泌功能的組織或細胞。在FJM的反應區圖中，各個內分泌腺體、腦、肝、腎，在腳部都有相對應的反應區，適當刺激這些反應區，能促使其內分泌功能順暢，進而使身體的各項生理運作正常。

◉筋膜系統在反射學中的功能與作用

筋膜是緻密的結締組織

人體的結締組織（Connective Tissue）是連結的組織，具有營養、運輸、支持、填充和保護等作用。筋膜屬於結締組織，是貫穿整個身體內、外的緻密結締組織，它包圍纏繞每一根肌肉纖維、每一束肌群、每一條血管、每一塊骨骼和每一根神經。筋膜分好幾層：

❶**淺筋膜**：在皮下組織的叫「淺筋膜」，是筋膜系統中最外層的部分。

❷**深筋膜**：包覆肌肉、骨骼、血管、神經的筋膜，以及韌帶、肌腱、關節囊等。

❸內臟筋膜：包覆和固定內臟的筋膜。

全身連動的筋膜系統

筋膜系統延綿不斷貫穿身體的內外上下，可說是「牽一髮而動全身」。數根包覆肌肉纖維的筋膜，外層還有一層筋膜包繞肌肉束，肌肉束的兩端為肌腱，也是筋膜的一種。肌腱連接在骨骼上，和骨骼上的骨膜也產生連接，骨膜也屬筋膜系統，連接骨骼的關節囊也是筋膜的一種。筋膜系統環環相扣的結果，說明身體是一整體又相互連動的機體，各組織器官以筋膜系統連結在一起。

身體訊息傳遞方式，除了前述的神經傳遞訊息，和體液的傳遞外，還有一個就是機械式傳達的筋膜系統。其實這三種訊息的傳達都密不可分，筋膜系統存在於結締組織內，神經、血液、淋巴和內分泌的傳遞運作，許多是在結締組織內進行，與筋膜組織息息相關。

筋膜系統與反射區

反射學者的曼札納瑞醫生（Dr. Jesus Manzanares）的病理切片分析，發現正常細胞組織的結構是神經纖維（Nerve fiber）佔8％，血管元素（Vascular elements）佔27％，結締組織（Connective tissue）佔65％。在患者相關反應區所找到的反應物細胞組織，結構則明顯有很大的改變。血管元素由27％↓28％；神經組織由8％↓42％；結締組織由65％↓30％。

有反應物現象的地方神經組織大量增生，除了解釋會痛的原因外，結締組織比例大量減少，意味什麼呢？結締組織在產生反應現象時，部分結締組織成了較緻密的結締組織——筋膜，筋膜包覆了大量增大、增生的神經細胞。增大的神經細胞在受到刺激時，會產生較強的神經脈衝；而增生的神經細胞，增加了神經脈衝發生的機會。我們按壓反應區便促使發出更多更強的神經脈衝，使受損組織器官自行療癒。

當我們舉動上臂時，我們不會只動到上臂的肌肉，事實上筋膜的拉扯會影響到肩膀和背部，甚至到臀部一直下去到腳部的肌肉、肌腱、筋、甚至到骨骼。有肩關節不舒服的人，在腳部肩關節（編號25）、頸部（編號6）、頸椎（編號21）和斜方肌（編號38）等反應區，可以找到反應物現象，這說明了腳部反應區和相對應的組織器官間的連結關係，與筋膜系統有密切的關聯。

實務經驗中，有一些自稱有「足底筋膜炎」的被服務者，在接受完幾次正規完整的FJM施作後，會發現原本背、腰、腿上一些不舒服或不對勁都不見了，而更令人驚訝的是足底筋膜的疼痛也消失了。我們不認為是FJM直接治好了所謂的「足底筋膜炎」，因為足底的一些疼痛，可能源於身體其他部位的受損，因著筋膜系統的聯結而影響到腳底。FJM處理了背、腰、腿的不舒服或不對勁，導致緩解甚至解決了所謂「足底筋膜炎」的疼痛。

◉電磁場在反射學中的作用

在FJM的工作平台上，師傅們細心的為人服務。偶爾會聽到某些師傅，當施作到某些反應區時會出打嗝聲，而該反應區所反射的組織器官，被服務者確實有不舒服或病痛的情況。某些師傅為什麼會在有狀況的反應區打嗝呢？

認識電磁場

羅伯特・貝克爾博士（Dr. Robert Becker，一九二三－二〇〇八）是《人體電學The Body Electric》的作者，他經由科學的證據提出：人體是一個帶電網絡與磁場運作活躍的場域。當代著名的美國反射學者克麗絲汀・苡莎爾（Christinz Elssel）也在她二〇二〇年的新書

《Energy:The New Frontier in Reflexology》中，提出能量、電磁場與反射學的關係。

身體就是帶電體，我們從醫院中各種診斷儀器就能得知。例如：記錄心臟活動的心電圖、記錄肌肉的肌電圖、視網膜電圖、腦波圖、核磁共振圖（MRI）、功能性核磁共振成像（FMRI）等等。這些都是經由身體上處處可以測得到的生物電磁場來運作的。

電磁場是一種能量

我們可以把電場視為一種能量，生命本身就是一種能量。一直以來，主流醫學長期忽略了人體組織與器官的電磁場，擔負人體最重要的生存目的。當他們意識到這能量場時，通常只把這些能量場，看做是細胞活動的副作用，認為只是對醫療檢查有些幫助而已。人活著才有磁場，人死後能量消失一切活動停止，磁場也因而消逝。電流越強，磁場也越強；因此，如何促使身體的各種流動通暢，維持自身磁場的強大，確實是養生保健的思考途徑之一。

不同個體所產生的磁場，因能量、體質、健康狀況而有所差異。磁場與磁場間，能量強的影響能量弱的。性質相符的磁場會彼此共振；性質相違的則會彼此相斥。有時我們會對某些初相識的人特別有好感，或無法言明的不喜歡，應與磁場性質相符或相違有關。

神經和循環系統中的電磁場作用

神經系統是身體的基本能量系統，由於電流會產生磁場，神經脈衝傳輸過程中即有電磁場的發生。神經系統由神經元組成，這些神經元利用電脈衝把訊息從一個地方傳到一個地方，藉此調節所有肌肉運動，也是將思想轉化為實際行動的關鍵。人的思想是一連串複雜的神經細胞運作，這些腦部生物電流運作，形成腦部的磁場，正面而陽光的想法所形成的磁場，不同於負面陰暗想法所形成的，好的磁場能給人好的感受；壞的磁場也會影響磁場較弱的人。

循環系統則是身體的另一個磁場源。循環系統是身體電能流動的重要通路之一，每個心跳都從經由心肌的電脈衝開始，血液內所含的鐵，以及體內的鉀、鈉、鎂等帶電粒子，隨著循環系統的流動，形成了人體的磁場。某些組織器官受損時，血液營養不足或廢棄物阻滯，會在身體磁場中呈現出來。年輕力壯者，循環通暢身體健康，身體產生能量大的磁場；長期患病體弱者，則磁場較弱，較容易受到其他磁場的影響。醫院是病患醫治之地，年長、體質虛弱者儘量少去，應是這個道理。

電磁場在ＦＪＭ中的作用

❶在身體：

ＦＪＭ從腦部反應區開始施作，首先關注神經系統，協助神經脈衝的接收和發送器，以通暢神經脈衝的運作，使往後整個ＦＪＭ的施作因訊息傳輸變得更有效，也使得因神經系統產生的磁場清楚而強大。ＦＪＭ有順序的施作，逐步促進血液循環，協助體內所有帶電粒子強化身體的能量磁場，活絡身體功能。

❷在心理；

某些人（包含ＦＪＭ師傅）體質較特別，身上的磁場能感受到被服務者功能較弱的組織器官，發出的弱磁場，而以打嗝（有些人會乾咳）的方式呈現這感應。這是一種有趣的呈現，無礙師傅的健康。ＦＪＭ師傅每天要服務許多人，自身的健康維護是團隊首要內規，並堅持真正健康的師傅，才能提供真正健康的服務給他人。

學者苡莎爾在《Energy》這本書裡也強調內心溫暖正面思考的人產生的磁場，與內心衝突負面思考的人產生的磁場，對自身的身體功能會產生不同的影響，後者明顯會對身體功能導致傷害，這與ＦＪＭ的身心整合理論與實務不謀而合。

ＦＪＭ強烈要求工作團隊每週必須固定互療，互相保護並保持身體健康；同時，團隊維持固定的聚會分享信仰與工作、生活心得，維護自身心理的健康。保持愛人助人的心思意念與信仰，讓自己保有正面陽光的磁場，服務每一個人。

全人生適用的ＦＪＭ

ＦＪＭ是從出生到生命終結，整個生命歷程都能運用的健康法。若說有人質疑ＦＪＭ能為人帶來健康？人們所要討論的可能只是倚賴這個健康法的程度，或是此健康法能為人帶來健康的效能程度。若是以ＦＪＭ能否為嬰兒施作為話題，那所討論的則是能不能，或是可不可以這麼做的問題了。如果有人說用ＦＪＭ為臥床老者服務時，可能面臨的質疑是，既是臥床老者，即將蒙主寵召，又何需這個健康法？

ＦＪＭ親子足療

二〇一九年，我們歷經了海內外數個重症孩童重獲健康的事件後，決定將如何為不同年齡層的孩子施作ＦＪＭ的方法詳細描述，與所有需要的人分享，所以我們出版了《親子足療》一書。同時，協會也開始以「ＦＪＭ親子足療」的名稱，帶著家長們，用他們的雙手為不同年齡層孩子施作ＦＪＭ。

國內南部一位知名的環保生態教授，在學習了ＦＪＭ，這個他認為最環保的健康法之後，常為他學齡前的孫女足療。他說孫女接受足療後，睡得很好，也能更快樂地學習，學習效果也更好。孫女自己也體會到足療帶給她的好處，臨睡前一定找阿公「足療」。祖孫倆的關係，因為足療而有了另一層親密的聯結，而這特有的親密聯結，正是他所得意並常向朋友炫耀的。

老一輩總說：孩子太小不要按摩，所以不要對孩子施作「腳底按摩」。但ＦＪＭ是足部反射學，並不是按摩，因誤解而讓孩子喪失接受ＦＪＭ的機會，實在可惜；若因此而讓病痛中的孩子，錯失得到健康的機會，更令人扼腕。

ＦＪＭ除了能加強身體免疫力、促進身體各機能的正常運作外，若有外傷時（尤其是看不見傷口的碰撞），也能在腳上相關反應區發現反應物。如果父母親為孩子施做足療，發現尾椎骨反應區有反應現象，父母親一定會詢問原因，藉此也可以明瞭孩子不在家時的活動情況。如此一來，也避免了孩子因害怕被責罰，而隱瞞受傷的狀況，造成日後的傷痛。

我們希望父母親們學習這個健康法，協助孩子獲得健康，更期待在這個過程中，增加親子互動與溝通的機會，讓孩子在滿滿的愛中成長。

ＦＪＭ是人與人溝通的橋樑

現代社會步調迅速，一旦退出職場，很快就與主流社會脫節。年輕人關注的議題、使用的物品、談論的話題，都與離開職場而待在家中的父母不同。父母們常抱怨：兒子女兒回家，說不上兩句話，就沒話說了。孩子們也委屈地說：我也想多陪爸媽聊聊啊，但就不知道要聊什麼，他們看的電視和我看的不同，他們上的網我不明白，反正有關心就好，還要聊什麼呢？

許多在職工作者參加ＦＪＭ基礎班課程，希望能學習緩解家中長者疼痛的方法。他們常意外的發現，經由施作足療，彼此間好像變得好有話聊。其實，當孩子把手放在自己的腳上時，當父母親的心早就化了。老人家的雙腳藏滿生命中的傷痕記憶，每一個反應物都可能和孩子成長的軌跡相應合，只要孩子願意聽，故事會有好多集，不會沒有話聊的。

愛自己的父母親、祖父母、外公外婆，就聽他們述說生命的故事吧！他們為什麼腰會痛？為何常頭痛？其中可能有你很重的戲分，或許是你自己也遺忘的曾經。

臨終的關懷

為臨終者施行傅油聖事，是天主教的莊嚴儀式，也是吳神父的日常工作之一，經由這個聖事祝福病人康復，若必須離開人世，也能順利進入天堂榮歸主懷。通常吳神父與具有FJM師傅資格的神父們，為病人施行了傅油聖事後，會為病人做足療。有人曾對吳神父說：「他已經沒救了，何必再為他做足療呢？」神父的回答是：「沒有人能決定生死，因為那是天主的事，也許有機會也說不定啊！雖然每個人最終都將回到天父懷中，但在那之前少受些痛苦也很好。」

我們無意討論宗教信仰的問題，但陪伴親人走過臨終的一刻，是許多人永遠的記憶，也將是許多人會要面臨的境況。在那時刻，祈禱也好，聽佛經也罷，無非是在期待最後的機會，甚至奇蹟出現。我們認為在把一切都交付給上天之後，為什麼不用雙手，為最親愛的人足療，讓他在絕望無助之際，至少感到一絲來自親人的關懷與溫暖。

我們曾多次為極重症者施做足療，只為了表達我們的尊重與關懷，願他們在保有尊嚴與被愛的感受下，安然回歸天鄉。

FJM是保護施作者的足部反射健康法

二〇一九年六月二十一日，吳若石神父偕同花蓮教區黃主教，造訪正在唐山進行的一個FJM高級班。一位住瀋陽五十七歲的女性學員，分享她為什麼會重新學習真正吳若石神父的足療方法；她表示：從事足療按摩工作二十多年，在北京一個二十四小時服務的店工作時，月入萬元是輕鬆平常的事。但因為使用不正確的工作方法，再加上不分晝夜的工作時段，目前覺得自己身體狀況極差，受風著涼、日曬頭暈、腰痠背痛、頭昏眼花，簡直全身是病。一個月前已辭去工作，希望學會FJM的方法，先為自己解除病痛找回健康，再思考以後的方向。其他學員都支持她的決定，同時也激起學員們的反思：用健康換取金錢值得嗎？如何為別人施作足部健康法，而不會傷害自己的健康呢？

將近三十年前，吳若石神父曾經在台灣嘉義教授足療課程後，時間約晚上十點多，吳神父起身準備離開時，手扶著桌面向旁邊的人說：「你們要送我回去，因為我眼睛看不到。」那個時候的吳神父還是在徒手施作的階段，而且大量的使用食指、拇指背面關節處工作，那年吳神父五十三歲。隨著對足部健康法的瞭解與研究，我們知道經常使用食指指節背面，會傷害施作者的眼睛；而經常使用拇指指節背面，容易導致背部疼痛。經常坐在矮板凳工作，會讓腰部受到更大的壓力，而使得腰椎受傷，甚至擠壓到內臟，影響內臟功能。

徒手施作足部健康法，不僅細微處無法處理，也容易傷害到手；沒有經過嚴格訓練要求的施作身形，以及手法，容易導致施作者腰、背、臂、腕及手指的職業傷害。這些或由吳神父親身的經歷，或由其他足療前輩的傷痛所換來的經驗，促使足部反射健康法的一再更新進化，最後催生出了ＦＪＭ（吳若石神父足部反射健康法），值得所有足療界的弟兄姐妹們珍惜。以下分別從操作時的用具及設施，以及操作方法兩方面說明ＦＪＭ是保護施作者的足部反射健康法。

ＦＪＭ操作時的用具及設施方面：

◉適當的使用操作棒。

預防手指背關節處厚的肉繭發生，並維護施作者健康。塑膠材質的操作棒沒有毛細孔，容易清洗，較符合衛生需求；木質操作棒的毛細孔容易藏汙納垢，要注意清潔及乾燥的工作；石質操作棒要注意掉落破損的困擾。吳若石神父協會目前建議多使用塑膠材質操作棒，不但能少砍伐木材，也較符合衛生需求。

◉戴耐油橡膠手套。

戴手套能有效預防手、腳間病毒的感染，也是一種禮儀。手套為一次性使用，為免病菌傳染，手套避免重複使用。若僅為家人施作，我們可以理解不戴手套；在有文化差異的地方服務，譬如：非洲某些地區的民族，認為別人戴手套摸他的腳，是嫌惡他的行為，為了尊重文化差異，我們也同意不戴手套施作足療；為嬰、幼兒及兒童施作時，為免傷其稚嫩的皮膚，也可以不戴手套。以上不戴手套的情況施作前，一定要仔細清洗手、腳，維持衛生的條件。

◉要求施作者工作時身形自然抬頭挺胸，坐在能調整高度、附加輪子的椅子上工作。

施作腳背部時可能需要較高的坐椅高度，以方便操作。施作腳內側時，椅子要往腳內側方向移動；施作腳外側時，則要往外側方向移動，以免肩背腰受傷；施作腳背部時，要將座椅調高；而施作腳底部時，則要將座椅高度調低，以方便工作。這些都需要一張能靈活移動，並能調整高低的椅子。

◉調整足療躺椅的高度，最好高於施作者椅子的高度至少二十公分，以方便施作。

這是為保護施作者的重要前提。坊間工作場所讓工作的人坐在小板凳上工作，會使腰椎所受壓力大於坐正常高度的一點五倍。經常坐在小板凳上工作，容易腰痠背痛；而坐在小板凳工作時，會擠壓到內臟，最容易受到傷害的臟器是腎，因為腎臟只靠腎動脈、腎靜脈及輸尿管固定位置，容易因受擠壓而移動位置。

一位訓練資歷完整具有認證的ＦＪＭ師傅在社會上很受尊重，服務者和被服務者之間的關係，是平等和諧的。如果讓施作者坐在矮小的板凳上為客人服務，除了容易造成職業性的腰、肩、背傷害外，感覺也太委屈了。

◉被服務者也需要一個被祝福的服務。

除了符合政府的衛生及安全規定、乾淨的工作環境外，ＦＪＭ的工作場地，雖然不一定要燈光好、氣氛佳或奢華的裝置，但要一個通風良好、照明充足、氣氛溫馨、笑容親切、態度和善，有一些宗教的氛圍，是最能契合吳若石神父足部反射健康法的工作場地。許多ＦＪＭ師傅在為被

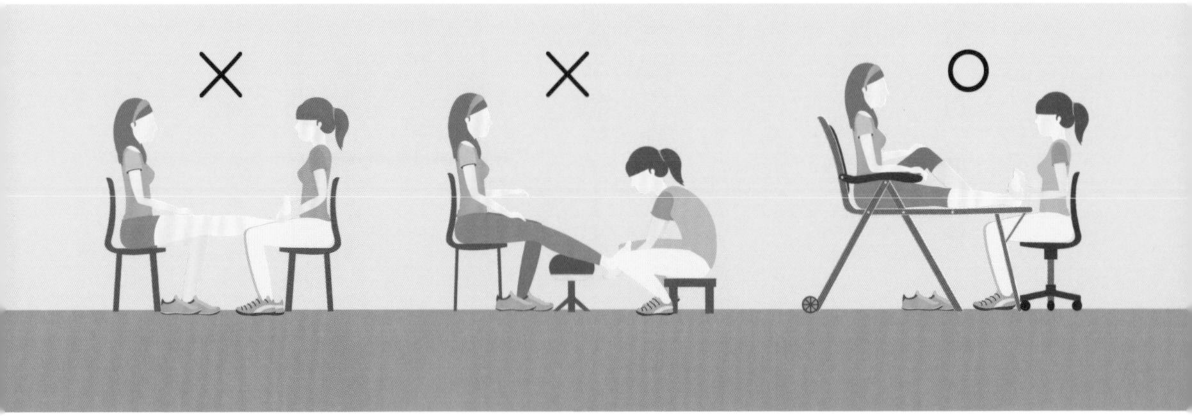

服務者施作前，會為對方祈禱，這是一種關懷和祝福的具體表現，許多人都欣然接受，有些還深受感動。

在操作方法方面：

◉符合人體工學的動作設計

ＦＪＭ的操作動作設計，都經過反覆的推敲演練，強調兩手合力、手指發力、交互用力。注意操作時身形的正直，重心下沉，沈肩墜肘、慢慢沉入、不使猛力，主要運用手指的力量，這樣的運力方式大大提升對反應物敏銳度與反應區層次感，比較能進入反應區，並可以保護施作者的腰、背、肩、臂、肘，不要因為不當施力而受到職業傷害。（這種運力方式即是ＦＪＭ通稱的「天主之愛」）

例１：

「眼耳橫拉」這個動作，是兩手拇指於第三趾縫趾蹼處，向兩側橫拉。

正確的施力方式：是兩手拇指（施力點）向下壓，餘四指（受力點）在趾背受力，兩手手指發力，做類似「剝橘子」的動作，向兩側橫拉。

容易受傷的用力方式：是運用肩、臂的力量，經由拇指壓向反應區。

例2：

操作內、外側坐骨神經反應區時。

正確的施力方式：是以拇指施力，餘四指為支點，將反應區分成三至四個小段，手掌配合拇指逐段推完。

容易受傷的施力方式：是彎腰伸臂以腰、肩、臂發力，經由拇指單點施力，一次推完反應區。

◉維護施作者的施作尊嚴

設計「交叉手」的操作手法目的之一，是為了施作者的操作安全。所謂「操作安全」在此，不僅是為保護施作者的脊椎與身形，也保護施作者人身安全。以前施作足療時，為操作小腿部位反應區，施作者伸臂向前則自己的胸部正好在被服務者的腳掌前，若是女性為男性施作，遇上不知自重的登徒子，趁機佔便宜，這位姐妹若不是悍然保護自己權益，那就只得忍氣吞聲。FJM在操作手法上，設計了「交叉手」的操作手法，徹底根絕了這樣的機會，以專業保衛施作者的尊嚴，同時也讓自己操作時保護脊椎與身形優美。

◉強調合宜的力道而非越痛越好

過重的力度，不僅容易造成被服務者骨膜、筋膜或肌肉的受傷；同時會激起被服務者受刺激部位肌肉的反抗，反而不利反射刺激，無法促使組織器官進行自我調整的作用。就施作者而言，避免被服務者因長期接受重刺激，而產生表皮纖維化現象，導致需要施作者使出更大的力度才有感覺的惡性循環，最後施作者終因太用力而傷害了自己。

坊間常會出現客人挑選師傅的現象。原因可能是客人對某位師傅特別投緣，或是談得來，也可能是客人覺得某位師傅力量大、功夫好。有些客人覺得同樣花錢接受足療，那就希望師傅能使勁地做，才不寃枉花費的金錢。有些師傅也用大力施作，迎合客人的需要以獲得客人的青睞。除了人與人之間的感覺這個因素以外，上述這些情形，都可以讓我們明瞭，許多足療施作者和被服務者，還不清楚應該以適當的力度施作的重要性，更徹底地說：客人與師傅他們把足療當按摩了。

一位合格的FJM師傅在施作時，首先會和被服務者溝通，當力度達到他所能承受痛的六分程度時，要讓施作者知道，千萬不要忍痛。其次，在施作中，會依被服務者對痛的表達，包括：語言、肢體的回抽動作、臉部細微的表情等，來調整施作力度。適當的力度，才可以讓施作者指尖的敏感度保持敏銳。千萬別忘了，足部反射健康法是發現反應現象，找到反應物，進而推散反應物的助人恢復健康的工作。長時間地、不斷地教育訓練與學習，才能培養出成熟的ＦＪＭ師傅。

ＦＪＭ有符合不同需求的教育訓練課程

吳神父認為ＦＪＭ要有完整的教育訓練，包括能滿足不同需求層次的研習班。例如：若只要學來為家人服務的，那只要參加基礎班的課程，學會ＦＪＭ的手法順序就夠了。若是要當個足療專業人員，那就要在基礎班之後，再參加進階及高級班課程，並經過一對一實習並通過手法檢測。

吳神父常常說：「嚴格的檢測方式，培訓一流的ＦＪＭ師傅，幫助人緩解病痛、減少對藥物的依賴，就是對世人最大服務。」協會目前所建置的嚴謹教育訓練與認證機制，讓國內外反射學界專家學者們信賴。目前ＦＪＭ的教育訓練班次或研習課程請參閱附錄（一）。

ＦＪＭ是傳遞愛的工具

吳若石神父獻身天主，終生為主工作，祈求相似於主。耶穌基督在最後晚餐時，屈身委地為門徒們洗腳；吳神父為世人施作足部健康法，他甘心情願為世人服務，捧起每一雙有健康需求的腳，祈求為世人祛除痛苦。他的精神感召了一群人的熱情追隨與學習，承襲學習了吳神父服務的精神，以雙手在別人腳上工作，幫助並祝福別人獲得健康。

研究足部反射健康法，除了是解除他自己膝關節病痛，希望和他人分享外，更希望經由這個健康法，建立與別人溝通的橋樑，為他所獻身的天主教福傳事業服務。協會成立後，吳神父常說：「ＦＪＭ從來就不是只有技術。」如果不是只有技術那還有什麼呢？

接受過吳神父足療的人不計其數，通常都能在吳神父的足療後，感覺收到他滿滿的愛心。二〇〇〇年以後，吳神父已不在公開場合為人服務，尤其在二〇一二年後因為他認為自己老了，而且他已經開始培訓一批批很有水準的ＦＪＭ師傅，可以代替他更廣泛執行為人服務。

承續愛人的精神，在施作前為被服務者祈禱，全心全意為人服務。當施作者在施作前，透過祈禱靜下心來，將心思意念放在即將被我們服務的這個人身上，將人與人之間的關係，只以純粹的關懷聯結。我們發現無論被服務者有無宗教信仰，都可以感覺得到對方所給的祝福。在這麼美好的人際情感交流下，所呈現出來的足療效果，往往是出乎意料之外地令人滿意。

多年前應中國大陸天主教會各區的需求，吳神父派遣協會的講師團隊，為他們培訓堂區的服務團隊。二〇一七年八月河北衡水市景縣大張辛村的「麵條女孩」，幾乎感動了全村的人；二〇一八年安平縣有一千四百人見證了團隊的努力成果。而在台灣，花蓮教區、台南大灣堂，以及高雄沙爾德保祿修女會……等地，也都陸續成立了ＦＪＭ的服務團隊，繼續以天主的慈愛為人服務。

ＦＪＭ的功效

在國際自然療法界中，反射療法的顯學首推ＦＪＭ，也就是「吳若石神父足部反射健康法」。ＦＪＭ是藉著足部病理反應區所反映的病理反應現象，加以刺激，透過神經系統、循環系統、淋巴系統、筋膜系統、身體電磁場系統的傳達，使內臟產生普遍性或全身性的自動調節作用，以期達到身體整體運作平衡、氣血順暢、生理機能恢復的健康狀態。具體而言，ＦＪＭ可以達到以下幾個功效。

◉器官功能正常化（Normalize organs and glands）

近代生理學的研究發現，人體各個器官都有其特定的生物信息，當臟器發生病變時，生物信息便會發生變化。FJM施作在腳部的反應區，將產生一定的生物信息，通過信息傳遞系統輸入到所反射的臟器，對失常的生物信息加以調整，而達到對失常臟器的調整，使器官功能正常化。

◉促進血液循環的通暢（Improve blood circulation）

FJM在腳部施作，直接刺激身體最遠端的末梢血液循環，可迅速而有效的促進身體血液循環，從而使體內各組織、器官得到應有的氧氣、養分，進而發揮其功能。

◉細胞活化（Revitalize our body cells）

FJM能促使消化吸收器官正常運作，促進血液循環，讓組成身體內各組織器官的細胞，能接受足夠的營養供應，體內細胞充滿活力，各組織器官便能各司其職，使身體充滿生命力。

◉平衡內分泌（Normalize the endocrine glands）

內分泌器官分泌各種荷爾蒙（激素）使身體正常運作。FJM從頭部開始施作，最先接觸到的幾個反應區之一就是腦垂體。腦垂體是身體內分泌的總管，可以在適當的時機促使腺體分泌必要的荷爾蒙，使身體執行各重要的生理任務。ＦＪＭ能活化各內分泌器官，使體內各種荷爾蒙分泌正常，使身體維持平衡。

◉發揮人體內自然療癒能力（Accelerate the healing process）

ＦＪＭ不經由侵入式（如：打針、開刀）或藥物的治療，只經由反射學的原理使人獲得健康，靠的就是人體與生俱來的自癒能力。自癒能力是生物的本能，人類在科技昌盛之後，過度依賴藥物維持健康，導致了用藥過量的問題。ＦＪＭ能喚醒人體的自癒能力，減少不必要的用藥，獲得健康。

◉排除體內廢物、毒素（Eliminate waste and poison in the body）

生存環境中本就存在各種有害人體物質，會經由呼吸、飲食進入人體，而人體會經由肝、腎等器官，將這些有害物質經由排泄系統排出人體；此外，人體本身也會有一些代謝物必需排出體外，否則有害健康。施作ＦＪＭ能使循環正常，排泄功能正常，使體內廢物及毒素排出體外。

◉改變體質（Change body disposition）

體質與生俱來，但也受後天環境影響而改變。例如過敏體質的人，除了注意遠離過敏源外，也可經常接受ＦＪＭ施作，增進消化吸收，加強新陳代謝排除體內的廢物毒素，緩解過敏現象，久而久之，也會慢慢改變原本體質，比較不那麼過敏。

◉減輕壓力與精神緊張（Reducing stress and nerve tension）

生理的疼痛及環境的緊繃，都能使精神緊張，身體感到沉重的壓力。ＦＪＭ能疏通經絡、調合氣血，透過經絡、神經、體液系統的調節，提高痛閾，達到止痛的作用。在施作的過程中，會讓被服務者感到放鬆，身心舒暢和輕鬆。達到氣定神寧的功效。

◉預防勝於治療（Reflexology as preventive therapy）

中醫學中有「治未病」的說法，強調在疲勞現象出現之初，在人體正氣（生命力）仍盛，對於疾病的抵抗力還強大的時候，就開始進行治療，能預防組織器官相互間的影響傳變。ＦＪＭ也認為在身體的組織器官功能還正常時，就接受ＦＪＭ施作，能強化身體各組織器官間的聯繫運作；尤其是加強免疫系統，能使身體有更佳的能力，抵禦外來病毒的入侵，不使身體生病。

◉改善人際關係（Improve interpersonal relationship）

我們的臉能完整反映出內臟的功能，內臟功能正常，臉色也自然紅潤有光澤。FJM能使血液循環順暢、肺活量和耗氧量增加、促進器官組織的新陳代謝、排除體內的廢物毒素、活化細胞、增強抵抗力、幫助消化增強吸收。一個身體健康的人，心情必然愉快，臉色紅潤身體散發出正能量，比較容易受人歡迎，人際關係自然比較好。

FJM病理反應

身體整體呈現在足底的反應區對應

左右兩腳的反應區，原則上應是左腳反應區反射身體左邊的組織器官；右腳反應區則反射身體右邊的組織器官。然而，在頸椎和延腦接點以上的部位，在足部反應區呈現左右交叉對應的現象。

人體大腦皮質運動區的神經纖維，行經延腦下方時，形成一個交叉，再下行至脊髓的部位，然後由傳出神經傳送到肌肉等細胞組織；來自身體其他的部位的刺激訊息，經由傳入神經至脊髓往上傳至延腦，其神經纖維作左右交叉後，神經衝動再傳到視丘，上達大腦皮質感應區，此現象反應到足部時產生反應區的交叉對應。

ＦＪＭ反應區的對應，除了在足部對應到全身的組織器官外，還有上肢與下肢的對應。右手對應右腳，左手對應左腳；右手肘對應右膝關節，左手肘對應左膝關節；右肩胛骨對應右臀部，左肩胛骨對左臀部；手掌對腳掌，手背對腳背。

二〇一九年十月在高雄的ＦＪＭ課程中，一位來自雲林的學員，在騎機車到車站的路途中，不慎摔倒撞傷右小腿肚，沒有外傷無骨折，肌肉挫傷無法行走。在課堂上我們沒有放棄現成的實驗品，直接在他右小腿肚相對應的右小臂上，找到隆起的反應物。經按壓右手小臂的反應物後，慢慢緩解右小腿受撞傷部位疼痛，隔天上課時已能正常行走。

病理反應現象

ＦＪＭ把人當作一個完整的個體看待，而不是把身體的個別組織、器官分開來看待。也就是說，身體出現任何的不舒服，會呈現身體整體運作出現失調，而非僅是某一組織器官出了問題。人體組織器官發生功能失調的狀況，會影響體內臟、腑之間的運作關係，進而發生臟、腑間的病理變化，反射到腳部反應區，產生癢、麻、脹、痠、痛、痺等病理反應現象。

ＦＪＭ是一種自然療法，有經驗的施作者經由足部區域連續性的手法，可以在被服務者的腳上發現，因著身體狀況而呈現不同的病理反應現象。經由找到病理反應物，對病理反應物施加適當的壓力刺激後，身體透過神經、體液、循環系統等等的傳達，使被服務者身體各組織器官，自我調整，使氣血順暢，恢復生理機能達到健康的狀態。當組織的功能恢復正常時，其反應區的反應物現象，也呈現逐漸消散的狀況。

反應物現象何時生成

反應物現象的生成，是隨著身體受到傷害或病變，在反應區即時生成。初生成反應物呈現較軟的現象，也比較容易處理。二〇一五年ＦＪＭ團隊在花蓮聖若瑟修院服務時，筆者不慎跌傷尾椎，痛得不能動彈。巴奈老師和林素妃老師立即施作ＦＪＭ，當時就在筆者的內、外尾椎反應區都找到反應物，經過二十分鐘施作後回復正常。

而多年的老毛病，則會在反應區呈現較硬的反應物現象，需要較長的時間接受ＦＪＭ，好讓身體自我調整，以回復到較正常的功能狀態。以往有些足療師會急於「推散病理反應物」，而對又硬又大的反應物下重手，這是有待商榷的作法。建議要有耐心，以長期抗戰的心理準備，對生成多年的反應物輕輕刺激，給身體自我調整的時間。急切猛下重手容易導致肌肉與肌筋膜受傷，無助於身體恢復健康，也容易讓人對足療生出抗拒而拒絕足療。

病理反應物現象是什麼

由於人體器官組織，必須有一定的收縮和放鬆以維持血液的通暢，排除各部位因新陳代謝所產生的代謝物質，當這種收縮與放鬆受到感染或其他原因的干擾時，組織器官就沒有足夠的血液流動力量，排除代謝物質，這些代謝物質會便沉積在神經末梢或血管內，進而影響組織器官的運作及血液循環。組織器官內的代謝沉積物（或稱反應物）經由某種生物電子作用，在腳底相對應的反應區裡，也會呈現這種反應物現象。

反應物愈多、體積愈大，痛感也愈強烈，ＦＪＭ的功用就在於改善身體組織器官的血液循環，排除代謝廢物。我們的皮膚組織由表層向裡層依序是：表皮層、真

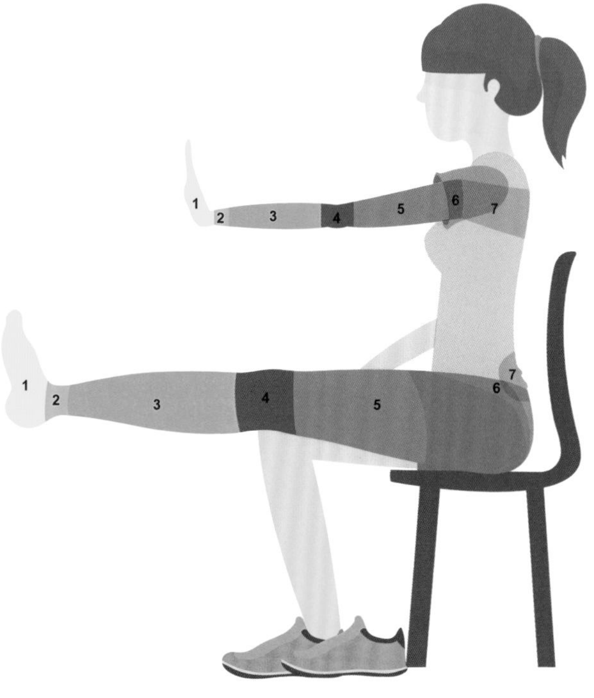

皮層及皮下組織層。FJM中的反應物現象發生在皮下組織層與結締組織。根據反射學理論，在足部反射區所產生的變化或異常，是相關器官或部位所產生的病變或異常的反射；而該器官或部位所發生病變之輕重或症狀之不同，呈現在反應區所產生的變化也不相同。有的呈現沙粒狀、有的是顆粒狀、有的則是塊狀、有的呈現條索狀、有的好像起司片、或是像氣囊狀等等，這些都是病理反應物的呈現樣貌。

足部反射健康法在台灣發展的初期，這些病理反應物被認為是尿酸結晶；另有人認為是一些氣結；也有人認為是人體代謝後類似乳酸的沉積物；更有人認為是身體內的毒素等等，凡此種種莫衷一是。以現代醫學的眼光來看，若病理反應物是尿酸結晶物，那應該可以經由解剖發現，但好像並未發現；若是氣結，有些好像又很紮實，而非氣囊的感覺；如果是身體內的毒素沉積於腳底，那似乎不符合人體生理的運作機制。

二〇〇三年十月在牙買加舉行的ICR世界反射學者會議中，西班牙的醫生曼札納瑞（Dr. Jesus Manzanares），發表的研究報告說明了，在有病理反應現象的部位，身體的組織結構會產生變化；刺激病理反應物會促使所反射的組織器官，產生自我調整的作用，達到身體健康的目的。

手腳對應理論——對應療法

反射學的核心基礎在於身體的部分可以代表整個身體，身體的組織器官受傷或功能受損，可以在身體的某些部位呈現出來。例如：耳、眼、頭皮、手、腳等。凡是可以明顯和身體其他部分區隔開來的，都呈現出這種對應現象。手可以對應身體整體；腳也可以對應身體整體；那麼手和腳也呈現出兩者間直接對應的現象。

手和腳呈現左腳對左手，右腳對應右手的完全對應現象：手指依序對應著腳趾、手掌對應腳底、手背對應腳背、手腕對應腳踝、小臂對應小腿、上臂對應大腿、膝關節對應肘關節、肩關節對應髖關節、左（右）臀部對應左（右）肩胛骨。一個右腳踝受傷的人，我們可以在他右手腕附近找到反應現象。在相對應的手上或腳上施作，可以有效的幫助相對應受傷的部位恢復健康。

腳部是一個對身體非常完美的對應部位，離身體的中心最遠，反應區的面積最大，能清楚的對應到身體各部位，效果也最好。但在現實生活中，並不那麼方便施作足部反射學，那麼我們建議在手上施作。雖然效果沒有在腳部施作好，但勝在可以隨時自我施作。特別是當腳上受傷時，我們不會在腳上受傷的部位施作，而會在手上相對應的部位施作，這就是對應療法。

第3章
FJM的施作原理

「天主之愛」的施力方式

施作FJM時，絕對禁止猛然用力的施力方式；而是要以天主愛人的方式，慢慢的、溫柔的、漸漸深入的方式，先將操作棒慢慢「沉」入運棒起點後，再以相同的力度移動棒頭，直到結束的點，這種運棒施力方式，我們稱之為「天主之愛」。

猛然加力的施作方式，會讓被服務者的腳在感受到突然的力量時，身體因緊張而產生抵抗，肌肉繃緊而不利神經脈衝的產生，容易導致無法改變病理反應所發出的紊亂傳輸訊號，得不到組織器官自癒的效果。

「天主之愛」的施力方式，不會引起被服務者的緊張，也較容易感受到對方的痛覺，而以適當的力度從起點清楚地施作到終點，可以很完整的作用到反應區的每一點，進而產生清楚且強烈的神經脈衝，抑制組織器官因病理反應所發出的紊亂傳輸訊號，得到很好的施作效果。

「天主之愛」的操作手法，不會遺漏任何反應物；一如天主對人的愛一視同仁，不會遺漏任何一人。「天主之愛」不僅適用在操作棒的運用上，也適用在徒手施作時，無論拇指推法，或食指側摳法，都適用「天主之愛」的使力方式。

「天主之愛」是FJM特有的施力方式。以「天主之愛」的操作方式，刺激反應物時，所產生的痛感，會讓人有再來一次的痛並快樂著的「痛快」感；發力的方式多在手指部，不會造成操作者的肘、肩、背、腰等部位，因用力不當而產生的職業傷害。

ＦＪＭ施作順序

先左腳再右腳

我們生活所居的地球，是浩翰宇宙中的一個小成員，天體宇宙有其運行之道，人自然應該順應天道而行。天體各有其磁場，而每一個人體也是一個小宇宙，都各有其磁場。人體磁場運行的方向為「左進右出」，所以我們為人服務施作ＦＪＭ時，會先操作左腳、再操作右腳；使施作者和被服務者之間形成的小宇宙，順應宇宙的運行，更能符合自然運行之道。

心臟的反應區在左腳腳底，腳背也有腳背心臟反應區。施作ＦＪＭ時，先施作左腳，可以先照顧到心臟循環系統，讓負責身體營養供應，以及將代謝物運出的能力得到保護，而能更完善ＦＪＭ施作的效果。

左腳大拇趾底是右腦反應區，而右腳大拇趾底則是左腦的反應區。一般人感性的右腦大都受到左腦理性的控制與壓抑，因此很難發揮既有的潛能。ＦＪＭ先施作左腳，就是先刺激右腦反應區，有平衡平日較受壓抑的右腦功能。

從腦開始

四十年前，足部反射學剛在台灣萌芽時期，誤認反射學是為處理腳底的尿酸結晶，所以認為要先「開水門、通水路」，從腎臟、輸尿管及膀胱反應區開始施作以利排毒。後經過科學證明，腳底並沒有尿酸結晶，反應現象是組織結構產生變化的結果。

ＦＪＭ改變以前不正確的觀念和作法，先施作腦部反應區，使腦部接收訊息和發出指令的功能運作正常。此外，先施作腦部能促使大腦分泌更多的腦內啡，使人感覺愉悅，生理保持年輕狀態，讓身體朝健康方向調整。

施作足療需用多少力

要形成神經脈衝，必須施加超過臨界值的壓力，這個臨界值會因人而異，但都會有一定的痛覺。神經脈衝只有「發生」和「沒發生」兩種。過度的疼痛刺激，會導致身體產生毒素反而不利健康。每個人對疼痛的忍受度不一樣，施作ＦＪＭ不是越痛越好，也不是越痛越有效。

一位合格的ＦＪＭ師傅，會從被服務者的肢體語言、臉部表情，調整施作時的力度。施作者應該在施作前和被服務者溝通，希望被服務者在施作過程中，感覺到達五至六分痛（以身體最大疼痛忍受度為十分計算）的時候，可以讓施作者知道，藉以適度地調整施作力度。

一般人的腳在接受尖銳的棒頭，伴隨猛然的壓力時，通常會奮起抵抗，腳趾根部會向外張開，容易導致被服務者的腳底筋膜組織受傷；少數特別耐痛的人，如：長期接受「腳底按摩」而腳底表皮纖維化者、赤足勞動者、酗酒的人、藥吃很多的人、毒品上癮的人……等，因為神經反應遲鈍，導致感覺不到痛。

對於這類的被服務者施作時，不要因為對方感覺不到痛的反應，而特別加強施作力度，可以在施作前先以溫水泡腳十五分鐘，等施作過幾次後，神經系統功能獲得改善後，會逐漸恢復正常的感覺。

施作的速率與方向

速率

施作ＦＪＭ時，速率太快或太慢，都會令被服務者感覺不舒服。太快會讓人覺得心浮氣躁；太慢則會拉長刺激時間，也令人不舒服。在相同的施作力度前提下，速率較快，會激發較高頻的神經脈衝，身體組織器官發生病變時，會發出低頻神經脈衝，高頻率會抑制低頻率，因此以較大速率刺激反應區，有利於剛發生不久的器官功能失常或疼痛處理；較慢速率的施作會形成低頻神經脈衝，身體組織器官的功能不彰時，會發出弱訊息，低頻率對弱訊息有相輔相成的效果，因此對於慢性病患的服務，較適合較慢速率的手法。

對於要養生保健的被服務者、年紀較大的長輩、身體狀況較弱的人，或是要活化組織器官的反射區，我們施作時的速率一般在五至十五公分／秒；對於急症的處理，施作時的速率通常會提高到十五至三十公分／秒。操作速率不容易以儀器測定，容易受到腳的大小、厚薄、年齡、反應物情況等影響，很大程度是依靠ＦＪＭ師傅的經驗值。

方向

FJM的運棒或徒手壓推、摳拉，以同一部位一個方向為原則，絕對禁止來回往復的操作方式。當以一個方向在反應區操作時，會產生一個神經脈衝正訊號，刺激所反射的組織器官，促其自我調整；而來回操作時，則是推出去產生一個神經脈衝正訊號，拉回來又產生另外一個神經脈衝訊號，不同的神經脈衝訊號，先後刺激同一個反射的組織器官，會造成訊號混亂，而無法進行足療自癒的作用。同樣的道理，在反應區以畫圓圈的方式推揉，也不是FJM的操作手法。

以FJM的操作手法施加壓力在腳上時，會產生二種作用形態。一種是「主動的壓力」，當對反應區施加壓力時，便是給該反應區一個主動的壓力，此時反應區所反射的組織器官，便會產生刺激的神經脈衝訊號，開始自我調整；另一則是「被動的壓力」，反應區在主動的壓力停止施加壓力後，即因壓力的解除而恢復原狀，產生另一種刺激的神經脈衝訊號。足部反射健康法就是因著這兩種主動、被動的壓力交互作用，產生一強一弱，一陰一陽，有節奏的刺激作用而達到身體自療的效果。

施作的時間

反射學認為身體內、外有很多敏感的感受器，當在腳部反應區施作時，會影響感受器的活動，接著引起神經衝動，沿著傳入神經（afferent nerves）傳到中樞神經系統，經由中樞神經的協調，產生新的神經衝動，再沿著傳出神經（efferent nerves）傳導至器官、腺體或肌肉，引起身體的自我調整反應。

因此，施作ＦＪＭ的過程中，整個身體是不停地進行一定的神經脈衝，這對身體的負擔可不輕鬆。一般成人一次完整的ＦＪＭ在三十至五十分鐘內完成。時間長短的因素，首要取決於被服務者的身體狀況。

年長、重病、體弱者，因為體力較弱，施作的時間不宜過久；對反應現象敏感者，施作時力度要輕、動作要慢些；對於在反射區有較多反應物，狀況較複雜者，需要較多時間推散反應物，施作時間自然會久一些。

施作時間不足，不易達到身體組織器官自我調整的效果；施作時間太長，又可能引起身體的反饋現象，使身體呈現其他不舒服的情形。所以充分的溝通是決定施作時間的重要方式。

施作的間隔

ＦＪＭ能促使功能失常的身體組織、器官，自我調整而趨向正常功能，但並非每一個人都適合「每天」接受FJM師傅施作。

◉對於生活作息正常、有運動習慣、健康狀況良好的人，每週接受一次FJM來保養身體健康，是值得鼓勵的養生保健措施。

◉對於長期、慢性病患者（如：高血壓、糖尿病、慢性消化疾患、呼吸系統問題、內分泌失調、腰背痠痛、膝關節疼痛、長期頭痛、失眠等），初期可能需要每天施作，連續施作一至二週後，視狀況減少次數為每週二至四次，持續維持一至三個月後，再評估身體狀況，決定施作的頻率。

◉傷風、感冒所引起的身體不適，或飲食不潔而腹瀉等，較突發的狀況則必須較密集的連續三至五天每天施作，以有效緩解身體不適的情形。

◉參加過FJM基礎班研習的學員，因為雖然尚未能發揮完全的施作效果，鼓勵每天為家人、朋友施作，不必擔心過度刺激的問題。

FJM師傅有能力決定多久施作一次，對被服務者最有幫助。就自己身體狀況和師傅討論後，是決定自己多久施作一次最好的方法。

區域連續性手法

把腳部依序區分為：腳趾部、腳內側部、腳背部、腳外側部，以及腳底部等五大部分。每一部分又區分為幾個小區域，逐次施作，容易幫助施作者完成整個足部反應區的施作。一個施作動作，可能包括一個或一個以上的反應區，而非針對反應區逐一施作，此即為區域連續性手法。五大部位依序處理的反射部位如下：

腳趾部：整個頭部的反應區

包括：神經系統的最高級綜合中樞的腦部、五官反應區。細部反射區施作順序為：舌頭、大腦、血壓調整點、腦垂體、小腦、顳葉、額竇、脾經井穴、肝經井穴、胃經井穴、腎經井穴、膽經井穴、膀胱經井穴、頸部、眼、耳、脾經刺激點、鼻、下顎、上顎、牙齒、扁桃腺、頭夾肌、胸管淋巴（左腳）、右淋巴幹（右腳）、三叉神經、喉頭、顏面神經、頸部淋巴，以及部分斜方肌等反應區。

腳內側部：整條脊椎及脊髓神經所影響的組織器官

脊椎內的脊髓是中樞神經系統的延伸部分，是腦與身體器官的神經連結線、雙向交通的管道。細部反射區施作順序為：

頸椎、胸椎、腰椎、薦椎、尾椎、膀胱、尿道（陰莖／陰道）、子宮／攝護腺、尾椎、髖關節、坐骨神經、直腸、肛門等反應區。

腳背部：主要為淋巴反應區

細部反射區施作順序為：

氣管、內耳迷路、腋下淋巴、上身淋巴、肋骨、腹部淋巴、軀幹淋巴、鼠蹊淋巴、輸精管／輸卵管、骨盆腔、淋巴等反應區。

腳外側部：主要為四肢反應區

細部反射區施作順序為：

肩關節、肘關節、膝關節、卵巢／睪丸、尾椎、薦椎痛點、髖關節、坐骨神經、小腹肌肉放鬆區等反應區。

腳底部：主要為內臟及部分內分泌腺的反應區

細部反射區施作順序為：

支氣管、甲狀腺、副甲狀腺、食道、痰好發區、斜方肌、肺、心臟、胃、胰臟、十二指腸、腎、副腎上腺、脾臟、升結腸、橫結腸、降結腸、乙狀結腸、迴盲瓣（Ileocecal valve）、直腸、肛門、骨盆腔內器官反應區。

最後，施作左腳舒緩、右腳舒緩。詳細操作手法與順序請參閱《足療自癒》第五章。

如何經由FJM與身體對話

在FJM的工作平台上，常常可以看到不同形態的人，以各種不同的心態接受師傅的服務。有充滿好奇心的人，在過程中對師傅提出各種問題；有人一副任君宰割的姿態，悲壯地坐上躺椅，然後盡情地呲牙裂嘴、哀號掙扎；也有些人是一付老僧入定的姿態，在足療躺椅上呼呼大睡。

以上種種，雖可歸因於每個人對痛的敏感程度不一樣，但也牽涉到我們應該以什麼樣的心態接受ＦＪＭ的服務？要和師傅做什麼溝通或配合的問題？經由ＦＪＭ我們能否可以好好與自己的身體對話，進而更瞭解自己身體？

有經驗的師傅，在施作之前一定會和被服務者溝通。說明服務的位置區域、服務的時間，以及疼痛的問題等。被服務者一定要和師傅清楚地溝通，譬如：身體的病史、腳部的暗傷隱痛、有無過敏的問題，以及身體哪裡不舒服，需要師傅特別加強的地方等。在施作時是可以向師傅提問，但以不影響施作為原則。若對反應區的位置有興趣，在過程中可以拿ＦＪＭ反射區圖對照師傅在腳上的施作，一方面增加對足部反射學的瞭解；一方面也能轉移一些疼痛感。對於一些能在師傅施作時呼呼大睡的人，絕大多數都是經常接受ＦＪＭ，對師傅有絕對的信任，所以放心把雙腳交給師傅的，他們是能充分享受足療的樂趣，並獲得健康益處的人。

我們認為在準備接受ＦＪＭ前，最好能對足部反射健康法有初步的瞭解（至少知道它和按摩不一樣），然後以平靜的心情坐上足療躺椅，經由師傅的雙手在腳上的施作，開始和自己的身體坦誠對話、傾聽身體的傷痛史，那曾經的創傷和身體長期的疲累，會在腳上的反應區留下印記。創傷可能已完全痊癒，也許還餘波盪漾持續影響著身體的運作；被長期疲累折磨的身體，會在反應區清楚地投訴它的辛勞。

也許你會發現原本以為還很強壯的身體，隨著歲月流逝，某些部位的功能好像大不如前；或許可以審視心理的創傷，梳理自己的情緒及壓力，負面的情緒及過大的壓力，會妨礙組織器官的功能，甚至是病痛的源頭。被服務者腳上的病理反應現象，隨著師傅雙手的施作慢慢出現，那痛並快樂著的「痛快感」，是結束時給予的獎品。一次完美的FJM施作完畢後，全身感到無比輕鬆，心裡會有愉快的感覺。這是施作者和被服務者共同努力的成果。

施作完FJM後要多喝水

施作完FJM後，體內組織器官的新陳代謝率會提高，許多代謝物質經由血液帶出，血液濃度因而增加，會讓人感覺口乾舌躁，這是很好的反應。身體自然地要求補充水分，來幫助腎臟清除體內脂肪、蛋白質等分解代謝時產生的毒素，經由尿道排出。有些人會以喝茶、咖啡，或吃水果補充水分。這些飲料或食物雖然都含有大量的水分，但它們同時也是利尿劑，會使身體排出更多的水分。所以，純淨的白開水才是最好的解渴飲料。

人體內的每一個細胞都需要有水分才能發揮正常功能，一旦缺乏水分，所有組織器官的功能將受影響，血液也將變質。因此，保持體內適當的水分，維持生命正常運作是非常重要的。同樣一杯白開水，溫開水比冰開水要理想一些，因為冰開水雖讓人有暢快淋漓的感覺；但同時會消耗體內的能量，去暖化那些冰水。萬一身體狀況不好，因而影響了氣血的循環，那就更不好了。

最好在平日就養成喝水的好習慣，要經常性的小口小口的喝些水，而不是牛飲式的「灌水」。每天喝水的量可以用體重乘以四十來計算。例如體重六十公斤的人，一天的喝水量約為二千四百C.C.。不過，要特別注意的是，腎功能不好、心臟衰竭，以及水的代謝能力較差的人，並不宜喝太多的水。在接受ＦＪＭ服務的前、中、後都可以喝水，不一定非得施作完才喝。對於ＦＪＭ反應特別敏感的人，盡可能在施作開始前就喝一些水，施作過程中隨時補充水，結束時再喝些水，這樣效果較佳。

ＦＪＭ施作時的反應現象

一位合格的ＦＪＭ師傅在施作足部反射健康法時，每一個動作施作在被服務者的腳上，都會對身體產生一定的作用。不僅生理上的組織器官對反射區的刺激會有反應；同時也會在心理上發生一些影響。另一方面，施作者本身的身心狀態，也會影響施作的效果。以下我們分別從被服務者和施作者兩方面，探討FJM施作過程的身心變化。

被服務者的反應

1、心理的變化：

在接受FJM時，有些人會感覺興奮，不停問東問西；有人則顯得有些無精打采，好像很疲累；這和性格、體質有關係，並沒有好或不好的分別。只是樂觀進取的人，身體的反應較快，自體療癒的效果比較好；偶爾有些人會出現嘆息、呻吟的聲音；或呈現煩躁、不安、憂慮的狀態，有時會流眼淚或笑出來；這些都是人體排出心裡面潛藏負能量的現象。心理層面的負能量，一如身體裡面的毒素，必須釋放出來，以免留在體內有礙身心健康。在FJM師傅的情感支持下，許多被服務者得到安慰，各種情緒的表現，也正好提供師傅做為判斷其身體狀況的參考依據。

2、生理的反應：

常見的是腳部皮膚發紅，這是足部反射健康法施作時常出現的效果；能使血液循環改善、血管擴張、血液充斥表面皮膚，是蠻好的反應。有些人會出現身體肌肉收縮，手心、額頭、或其他部位冒汗，這是施作時刺激神經，所引起的神經調整反應現象。而身體感覺發冷甚至發抖、疼痛，是刺激下視丘後引起的自我調節體溫作用。出現身體發熱、口乾、舌燥，這是新陳代謝的功能加強的現象，這時要多喝水。皮膚呈現蒼白狀者，多半是貧血患者，可能還會有頭昏的狀況，有經驗的師傅會在整體施作後，再加強心臟、腦部及相關的內臟反應區。

有些被服務者在接受ＦＪＭ施作時，會出現打嗝或排氣的現象，是消化系統受到足部反射刺激後，臟器蠕動擠壓空氣排出的結果，表示被服務者的反應很快，很適合接受足部反射健康法調養身體。

施作者的反應

有些ＦＪＭ師傅在為人服務時，會出現打嗝或乾咳的現象，這是有些體質特殊的師傅，對於磁場的感覺特別敏銳。師傅為人施作足療服務時，師傅和被服務者間形成一個相互影響的磁場，如果被服務者的身體機能出現不正常，或是有負面情緒，就會影響兩人間的共同磁場，體質敏感的師傅，因而出現打嗝或乾咳的生理現象。這並沒有感染疾病的問題，也不會有損耗師傅身體能量的疑慮。

吳若石神父嚴格要求協會的ＦＪＭ師傅們，每週定時相互施作，互相保養。因為我們知道自己身體不健康，沒辦法帶給別人健康。吳神父自己多年來默默幫助他人的作法，已為所有的ＦＪＭ工作夥伴做了最好的示範。所有接受ＦＪＭ正規培訓的師傅，都熱心服務，對人充滿愛心，以陽光般的歡喜能量，感染工作現場被服務的客人們，使他們在身體受到保養，心理上受到滋潤。

接受完ＦＪＭ後的反應現象

在長濱天主堂的ＦＪＭ工作平台上，一排穿著ＦＪＭ師傅制服的專業工作人員，身形端正的為人服務。他們當中有新住民、原住民和台灣人，但一樣都容光煥發，陽光亮麗，讓人很難猜到她們真正的年齡。她們是ＦＪＭ的施作者；也是長期接受ＦＪＭ的受益者。接受ＦＪＭ後，身體會出現什麼反應呢？每個人的反應不盡相同。

大多數的人在施作完一次ＦＪＭ後，就會出現身體的反應現象；極少數的人可能要施作幾次以後，才有明顯的反應出現。這可能與被服務者的先天體質、生活習慣和飲食習慣等有關係。例如：經常喝酒、性格較堅毅的、經常服用藥品的人或吸毒者，反應出現得可能比較慢。歸納接受ＦＪＭ後，比較常見的一些生理或心理現象有以下十種：

◉感覺精神飽滿，混身充滿活力，尤其是晚上睡覺時，特別好入睡，睡眠品質良好，覺得體力增強，整個人很輕鬆。這是身體各組織器官的功能都正常運作。一般身體健康的人接受FJM後，多半是呈現這樣的反應。

◉人很興奮，精神很好，但就是睡不著覺。這是新陳代謝功能加強了之後，身體產生了比平常更多的能量，同時神經系統活躍，讓人覺得振奮而睡不著。有些人可能因為身體出現這樣的變化，而有些擔心；其實只要再施作一、二次通常就會改善。

◉感覺疲倦很想睡，好像生病似的、睡覺時很會作夢。這一類的被服務者對接受完FJM後，所產生的現象會感到害怕，甚至抱怨。疲倦想睡是因為身體啟動自我修復的能力，需要休息的時間。再做幾次後，身體變好了，疲倦想睡的情形就會改善。

◉鼻涕分泌增加、尿液顏色變深、尿量增加、尿味變臭；排便次數和量都增加、糞便較軟、帶有惡臭、顏色加深，甚至排出黏稠狀的綠便；汗水的味道也變重。這些都是身體將毒素、廢物排出的現象，對健康大有好處。

◉有些婦女擔心經血中出現的大量白帶分泌物。穢物的排出對婦女是好事。但是，如果經血中摻雜紅、綠、黑等顏色分泌物，或有惡臭，建議找婦科醫師做進一步檢查。

◉有些人會出現輕微發燒現象，這是體內免疫系統和細菌作戰產生後，刺激腦神經所引起的反應。表示身體免疫系統已恢復正常功能，應該要多喝水。

◉接受ＦＪＭ後，抱怨以前的老毛病又復發了。其實這是把以前還未完全康復、潛伏的疾病，經由足部反射刺激的作用，讓過去受傷的組織器官開始自我調整而顯現出來的現象，並不是副作用更不是復發，對身體健康也是好事。

◉有人會感覺越按越痛，這是身體慢慢恢復正常感覺的現象。我們常因菸、酒、藥品或食物中的添加物，攝取過多，而使身體的感覺變得遲鈍。只要再持續接受四、五次ＦＪＭ後，會逐漸適應痛感，進而能享受足療的「痛快感」。

◉食慾增加，胃口特別好，有些人會有排氣量（放屁）增加的現象。這是身體消化及代謝的功能增強，身體需要更多食物、能源來補充組織器官自我療癒所需要的能量。

◉特別想找人聊天、吐苦水，平時不容易說出口的心事，能盡情地訴說出來，這是促進心理健康好現象。許多身體的病痛，大都是壓力或心有鬱結，所引起的。能經常清除心中的垃圾，對身體健康大有幫助。

如何配合ＦＪＭ以達到健康

有視力不佳者求助ＦＪＭ師傅，但眼睛卻離不開手機；有咳嗽不停者接受這個健康法，但卻香菸不離手；有嚴重耳鳴且已影響睡眠的工程師求助ＦＪＭ，但卻無法離開原本高壓力的工作環境；有肝臟受損者，不僅希望ＦＪＭ師傅幫助他恢復肝臟功能，最好還能讓他增加酒量……；凡此種種，我們可以預期他們的身體健康不會獲得改善。不是ＦＪＭ無法幫助他們獲得健康，而是他們拒絕讓身體獲得健康。

每位ＦＪＭ師傅在施作結束後，都會針對被服務者反應區所顯示的狀況，為被服務者做相關健康的建議。其中包括：日常生活上的配合、約定下次施作時間、異常身體反應的詢問聯絡電話等。接受ＦＪＭ服務的人，也應就自身目前的工作、生活形態、身體狀況、就醫情形等，和師傅詳細討論後，和師傅共同訂定出接受ＦＪＭ的施作計劃，包括：施作間隔、日期、時間，以及配合醫院的治療等。

與ＦＪＭ運用相關的一些理論探討

ＦＪＭ能為人帶來健康的重要理論根據就是反射學理論。最初的反射學理論源於一九一七年菲茲杰洛醫生（Dr. W. Fitzgerald）和包威爾博士（Dr.Edwin F. Bowers）的區帶理論，認為身體可分為十個縱向區帶，每個區帶內有能量上下流動，刺激手指（或腳趾）可以影響同區帶內的其他組織器官的病變，而使身體獲得健康。

足部反射健康法經由吳若石神父傳進台灣後，開始接受華人世界傳統中醫學的養分，以下我們來分享ＦＪＭ工作團隊，從多年來的實務工作經驗中，所體認到的經絡學、陰陽、五行，以及「部分和整體」學說的相關運用。

FJM與「經絡學說」

中醫學裡，人體的臟腑器官、四肢百骸、五官七竅，是透過十四條經絡聯繫及協調。各經脈中的氣血川流不息、相互貫通，將人體組成一個完整系統的有機體。經絡學所言：「經絡所過，主治所及。」是說經脈所經過的地方，就是施作在這經脈上所產生的效力達到的地方；在足部施作反射學，可以影響腳上的經脈運行，進而達到通行全身經絡、氣血，調節臟腑的功能。

ＦＪＭ的操作手法中，有「搓井穴」這個手法，就是接受經絡學觀念的具體作法。人體有很多氣（能量）流通的管道，而井穴是湧出「氣」的地方，搓動井穴可以使「氣」充滿於各經脈中。所謂「氣通了就不痛，氣不通身體就痛」。施作這個健康法的人，可能完全沒學過經絡學，不懂經脈、穴位的位置、功能，可是當我們完整的操作完成ＦＪＭ這個健康法後，卻在不知不覺中打通經脈、疏理氣血的瘀阻、調整臟腑的功能，達到健康的目的。

ＦＪＭ與「陰陽學說」

陰陽學說曾經是春秋戰國時代的政治思想之一，也是中國重要哲學思想的一部分。被普遍運用到建築、陰宅、堪輿等方面，中醫醫家更將其納入中醫的辨證基礎。中醫學認為身體的病痛，是因為臟腑陰陽失調的結果。肝、心、脾、肺、腎，為五臟，屬陰；膽、小腸、胃、大腸、膀胱，為五腑，屬陽。因此，追求臟腑陰陽平衡，即是尋求身體的健康之道。在吳若石神父及其團隊工作夥伴長年的施作經驗中，陰陽理論在ＦＪＭ重點加強時提供方便的運用。陰陽對應關係。如下表所示。

中醫學對陰陽學說的應用，是透過針灸經絡為手段，調節臟腑達到陰陽平衡的效果；也透過藥石的溫熱寒涼屬性，調節臟腑氣血而獲得健康。ＦＪＭ是非侵入式的健康法，在膝關節以下的區域工作，在各個反應區施作，讓身體的組織器官自行調整而使身體健康。ＦＪＭ擷取陰陽學說中，五臟五腑陰陽對應的關係，但非針灸、藥石的調整手段，還是以反射學的方法調整臟腑。相較於學習針灸、中藥，ＦＪＭ可謂安全而易學，更適合一般人學習。

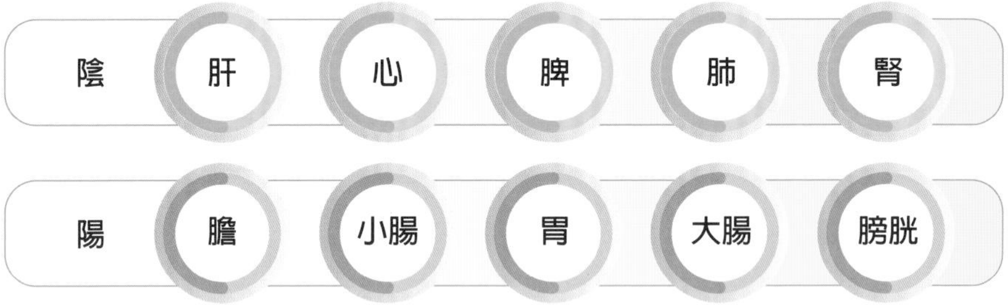

FJM和「五行學說」

五行的「五」指的是組成世界的木、火、土、金、水，五種成分，「行」指的是五種成分的性質，和相互之間的關係。中國的老祖宗認為，人和天地宇宙是相互呼應的、是一體的。人體對內透過經絡系統建立中醫的「臟腑概念」，天人相應與臟腑概念結合，因此身體內的肝、心、脾、肺、腎，五臟，就對應了天地自然之間的木、火、土、金、水，五行。這是中醫特有的「整體觀」。

中醫的整體觀認為，人體是由許多內臟器官和組織所形成，內臟器官和各組織各司其職，但在全人結構上是不可分割的。在功能上合作無間相互為用，形成人體這精密運行的小宇宙；在病理上，某一器官或組織的病變，就會影響其他器官。

在吳若石神父及其研究團隊，依據中醫學五行理論研製身體各部位在對應的足部反應區圖中，使用綠、紅、黃、白、黑五種不同的色系來表現，其中許多黑色的部分以灰色表示，是為了不致妨礙底層的黑色骨形線，同樣的情形也出現在以淺紅色代表正紅色。這五種不同的顏色系，代表中醫學中五行的對應關係。

五行與人體組織器官的對應關係：

五行之間存在著相生相剋的關係，使得五臟之間更加緊密；再加上每個臟器相對應的陰陽關係，幾乎可以說，所有的臟腑都可能受到影響。因此，早期有一些師傅，在整體治療之後實施重點加強時，面對任何一個臟器的病理反應，發現一個臟器有相生、所生、所剋、被剋，再加上陰陽對應的關係，那乾脆再施作一遍。

中醫學運用陰陽、五行、經絡理論，施加針灸、中藥等治療方法，達到祛病強身的效果。而FJM則僅在腳部反應區施作，並沒有侵入式（如：針灸穴位）及藥物的治療。在FJM的實務工作中，整體施作一次後，針對有病理反應

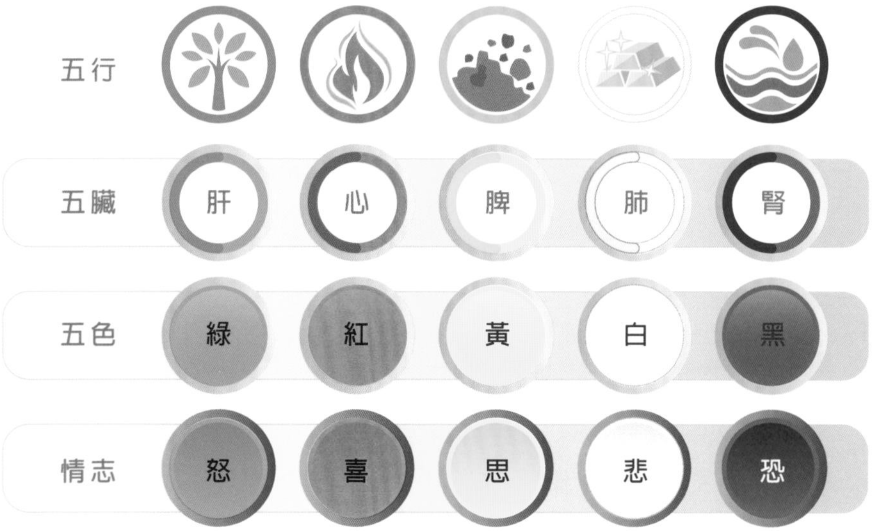
五行
五臟
肝
心
脾
肺
腎
五色
綠
紅
黃
白
黑
情志
怒
喜
思
悲
恐

物的反射器官，先處理該反應區的反應物；再依據師傅的經驗，決定是否處理臟腑間的陰陽關係，以及五行間的生剋影響。

陰陽五行的理論雖不能說明反應區的反應物現象。而其臟腑間的關係，以「生」、「剋」來說明，似乎不能說服醫學知識較豐富的現代人，因為它不能清楚說明為什麼會生、會剋，不過，還是可以提供一些結果驗證的訊息。我們也認為反射學最基礎的作用機制，還是該回歸生理解剖學。

FJM與「生物全息」理論的關聯

生物全息律認為：身體上任一可以明顯和其他組織區分的部位，稱為「全息元」，每一個全息元上都能對應到全身的組織器官。雙腳是人體縮影的概念是FJM部分代表整體的主要論點。把兩隻腳合併起來看，腳趾部反射的是頭部，包括：整個腦部、眼、耳、鼻、喉及頸部等反應區；腳內側部反射的是身體中線部分的組織器官，包括：脊椎、生殖及排泄器官等反應區。腳背部分反射的大多是身體各個較淺層的反應區和淋巴系統。腳外側部反射的是位於身體兩側的組織器官，包括：肩、肘、膝關節、上肢、下肢，及卵巢、睪丸等反應區。腳底部反射的是身體的內臟、內分泌等組織器官，包括：心、肺、胃、肝、脾、腎、小腸、結腸、甲狀腺、副甲狀腺、腎上腺等反應區。五個看似不同的反射區域，在一雙腳上呈現了關係緊密的聯結，形成一個完整的反射學身體結構。

身體的部分存在著對整體的對應，而身體的部分也存在著對其他部分的對應關係。瑞士瑪莎薇（Hedi Masafret）一九七五年版德文書寫《未來的健康》一書中，就已經有了手和腳相對應的對應療法。例如，腳踝受傷的人可以在同邊手的手腕上找到反應物，推散該反應物有助於腳踝傷勢的復原。這可以說是一個部分（手），和另一個部分（腳）的對應關係。

而手和身體有部分和整體的對應關係；腳和身體也有部分和整體的對應關係。所以，暈車時按壓腳的「內耳迷路」（編號33反應區）有緩解的功效；但公眾場合不方便脫鞋，可以在手上（手背第四、五掌骨遠心端相鄰處骨縫）和腳相對應的反應區施作，也會出現相同的效果。

例如，腳的大拇趾面是大腦的反應區，而手的大拇指面也會反應大腦的狀況，當因外傷或其他因素不能在腳上施作時，可以在手上的大拇指面施作，以達到刺激大腦的效果，這就是吳若石神父足部反射健康法中，延伸出來的「對應療法」。在實務經驗上，在腳上施作效果遠大於在手上施作；在手部施作最大的好處是方便，因為隨時隨處可以施作。

一九八九年吳若石神父和研究夥伴，將中國大陸張穎清教授的生物全息學說，引進足部反射健康法後，佐證了「部分和整體」的理論，發展了足部生物全息對應圖，清楚說明了足部和身體的組織器官間的對應關係。

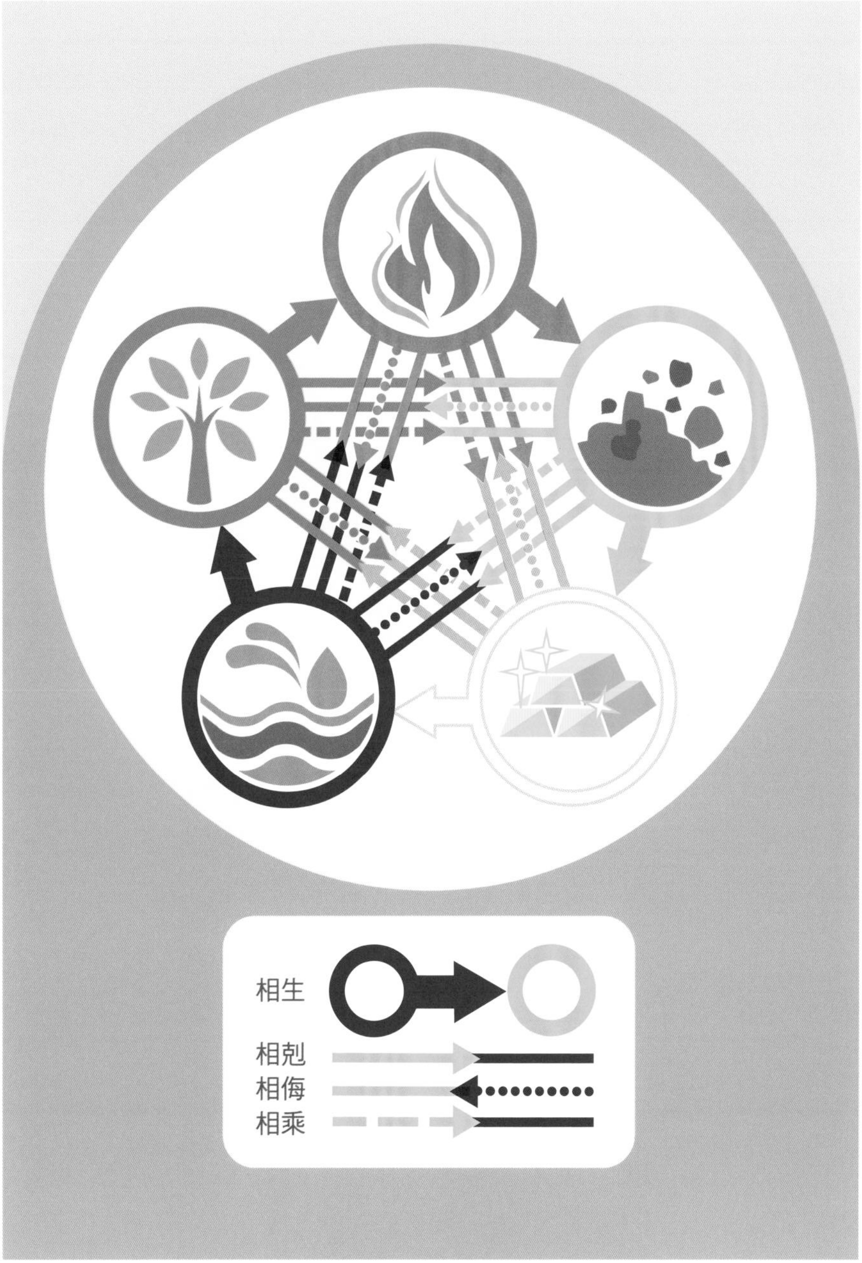

陰陽五行對照圖

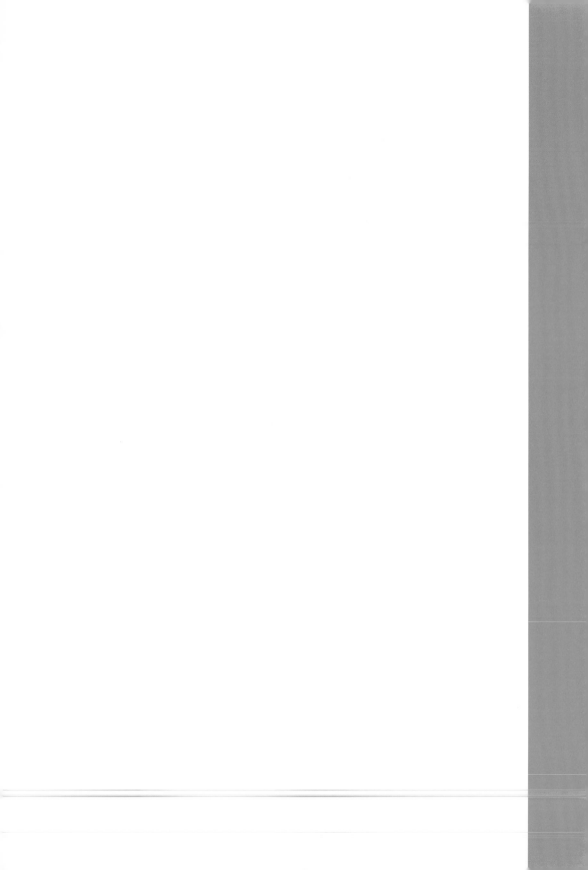

第4章

FJM的生理地圖

人類所有的成就，都奠基於前人的努力成果，足部反射健康法歷經一個世紀的發展，呈現出目前的狀況。在這一百年間，所有足部反射學的專家、學者們，不吝於分享研究的成果，使足部反射健康法能更加成熟，讓我們由衷感佩。

足部反射健康法目前仍遭到許多挑戰。唯有足部反射健康法所有相關人員，包括：政府有關部門、專家、學者、相關人民團體、業者與從業人員的共同努力，足部反射健康法才有可能持續進步，為人類的健康，做出更有尊嚴的服務，與更有價值的貢獻。

為方便學習ＦＪＭ者查閱各個反應區，本書對每一個ＦＪＭ的反應區，由生理解剖學為基礎，輔以中醫學的看法，清楚說明反應區的生理功能、位置、五行屬性、施作手法、病理反應現象等，做詳細的介紹，逐步補足先前的不足，並更正以往某些認知誤差，更完整地建構ＦＪＭ的生理反應區地圖，協助建構完整的足部反射健康法。

足部反射健康法最初傳到台灣時（一九七七），已經發現的反應區有五十九個，經過四十多年的不斷研究與實證工作努力，現今ＦＪＭ則有八十九個反應區。所有反應區的發現都很珍貴，ＦＪＭ對足部反射圖中的各個反應區，並未完全依照身體系統的順序編碼，也不是依操作順序，而是保留原有的編號，將後續的發現依序排列於後，是為保留足部反射健康法發展的歷史痕跡，更為了表達對前輩們的尊重。

編號
01

大腦 Cerebrum 反應區

大腦分左腦、右腦兩個半球，經由十二對腦神經、脊髓及脊髓神經系統，主管五官、肢體和內臟的許多動作和感覺，以及精神功能，如：學習、記憶、瞭解、判斷、意識和情緒等。

大腦的四個區域：位於頭部前，額頭附近的是額葉，主要的功能是認知、思考、記憶和決策。位於頭頂的是頂葉，主要負責運動感覺的體覺功能。在後腦的是枕葉，主要負責視覺功能。頭部兩側靠近耳朵的是顳葉，主要功能負責聽覺功能。

五行：屬水

反應區圖顏色：黑色系

反應區位置：腳拇趾末節指腹表層。右腦反應區位置在左腳拇趾趾腹；左腦反應區位置在右腳姆趾趾腹。

適用症：高血壓、腦中風、腦震盪、腦性麻痺、神經衰弱、聽覺受損、語言障礙、精神官能症、頭暈、頭痛、失眠。

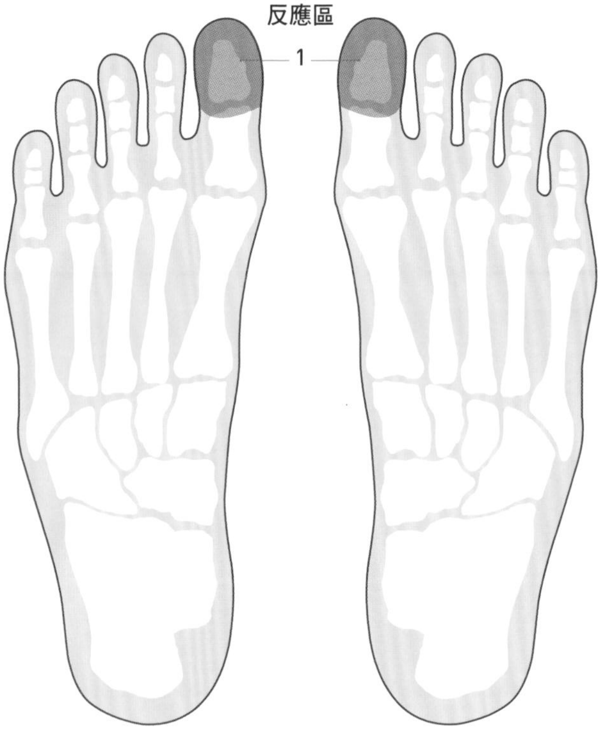

FJM施作手法：不沾油時用滾棒；沾油後用推棒。

●**持棒操作：**在腳底把腳拇趾末節分五條縱線，將操作棒棒頭由拇趾末節關節上緣往上滾動到拇趾頂停止，由左至右依序動作。第四、五線時，可依實際情況需要，將棒子從一、二指間穿過，以方便操作。

●**徒手操作：**對於兒童、重病者、年老長者與痛覺極敏感者，運用拇指指腹由下往上推。

編號 01

病理反應現象：

1．凹陷狀：一般年紀大功能衰退或手術後所造成的傷痕。

2．軟綿綿：可能有腦萎縮現象。

3．小顆粒氣泡狀：表示腦部血液循環不好，或有外傷、腦血管病變等病史。

4．腫脹的氣囊狀：可能是頭痛、頭脹、血壓高或正服用控制腦神經活動的藥物，部分糖尿病患者初期也有這種現象。

編號
02

腦垂體（Hypophysis）、下視丘（Hypothalamus）反應區

下視丘是調節內臟活動，和內分泌活動的較高級神經中樞所在。位於腦部基底腦幹的上方，視丘的下方，又稱「視丘下部」，藉由腦垂體連接神經系統和內分泌系統，主要功能是：調節體溫、血糖、水平衡、脂肪代謝、攝食習慣、睡眠、性行為、情緒、荷爾蒙的製作，以及自律神經系統。

腦垂體位於下視丘下方，主宰調控人體內分泌器官分泌荷爾蒙。簡單分成前、後葉；前葉產生的六種荷爾蒙，包括：生長激素、泌乳激素、甲狀腺促進素、濾泡促進素、黃體促進素、類固醇促進素。後葉則分泌抗利尿激素及子宮催產激素。腦垂體與下視丘有密不可分的關係，兩者的反應區位置幾乎重疊。

五行：屬水

反應區圖顏色：黑色系

反應區位置：腳拇趾末節指腹中心偏內側垂直深處。

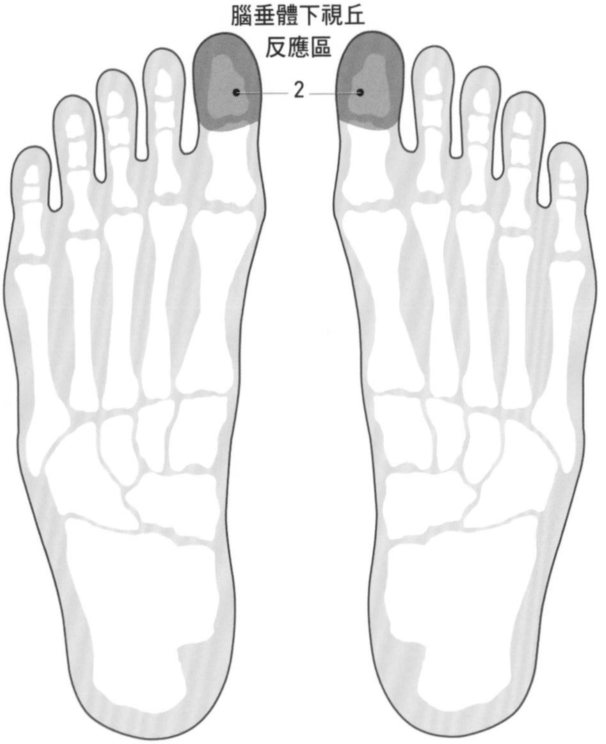

適用症：所有內分泌失調的問題、多尿症等、調節體溫、食慾不正常、情緒、睡眠的調整。

FJM施作手法：不沾油時使用滾棒操作。沾油操作時，後可找出反應點以「天主之愛」定點扣壓操作。

●持棒操作：腦部五線中第二線由定點的下方往上，用滾法操作或定點扣壓，使反應物逐漸軟化消散。

●徒手操作：對於兒童、重病者、痛覺極敏感者，運用拇指指腹前端按壓。

病理反應現象：通常呈現小顆粒狀或如針刺般的痛覺。不容易發現反應物，但有相應之狀況者，會有特別的敏感痛。

編號
03

額竇（Frontal sinus）反應區

額竇位於前額眉弓上方，反應區也作用在後方的大腦額葉。額葉主管語言、嗅覺、意志等精神功能活動、肢體肌肉的緊張度、肌肉運作的協調等。額葉與視丘（丘腦）構成的覺察系統，是精神活動的最主要場所，與睡眠及短期記憶有關。額葉在自主行為中有重要作用，對人的思維活動與行為表現有重要的作用，與智力密切相關。其功能包括：記憶、思考、判斷、分析、操作等等。

五行：屬水

反應區圖顏色：黑色系

反應區位置：腳拇趾末節指腹頂端約與拇趾趾甲同寬的區域。以腳尖踢牆時，拇趾尖與牆的接觸面。

適用症：肌肉運作的協調、腦中風、頭暈、頭痛、鼻竇炎、眼、耳、鼻、口等病症。

FJM施作手法：不沾油時使用滾棒，沾油後運用推棒操作。

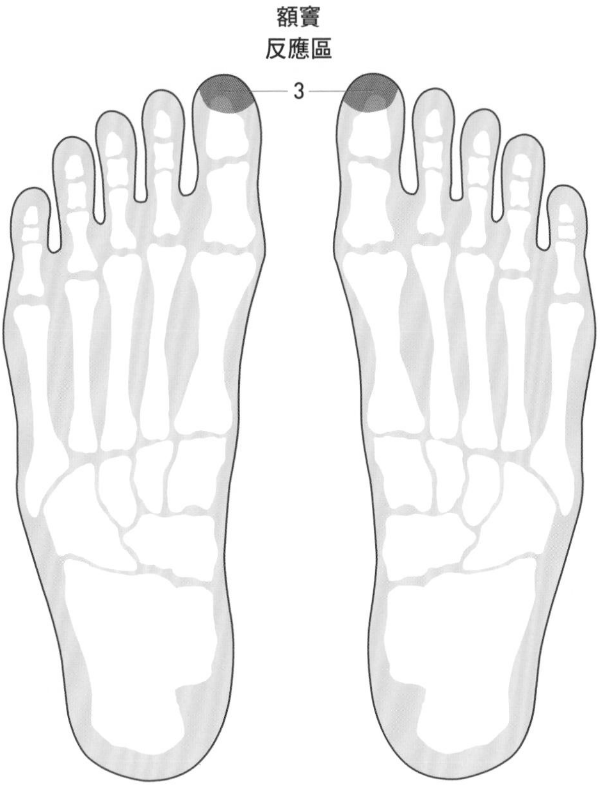

●持棒操作：一手持直棒，將棒頭置於大拇趾頂面，另一手拇指施力，執棒手穩住棒身，由左向右（或由右向左）滾動，依序向上施作三線，施作長度約與拇趾趾甲同寬。

●徒手操作：拇指指腹推法。

病理反應現象：

1．表皮很硬：除非是特殊運動造成，否則可能是用藥過多、酗酒、吸毒者。

2．小氣泡、沙粒狀：通常睡眠品質不良，或記憶力衰退。

3．暗藍色小斑點：可能有腦血管疾病或外傷，要注意預防中風。

編號
04

顳葉（Temporal lobe）反應區

顳葉是接受聽覺訊息並對語言聲音訊息做出判斷與理解的區域，也與三叉神經痛及中醫學所稱的太陽穴有關，顳葉內側的海馬體處理長期記憶的形成。

五行：屬水

反應區圖顏色：黑色系

反應區位置：腳拇趾末節指腹外側小半圓。腦部五線第四、五線後段位置，包括：大拇趾外側等高位置。

適用症：失去語言能力、偏頭痛、三叉神經痛、面部神經痲痺或疼痛、頭暈、聽覺、嗅覺、味覺等異常。

FJM施作手法：不沾油時使用滾棒，沾油後運用推棒操作。

●**持棒操作：**在腦部五線操作位置，於第四、五線後段區域，使用滾棒操作或定點扣壓，使反應物逐漸軟化消散。

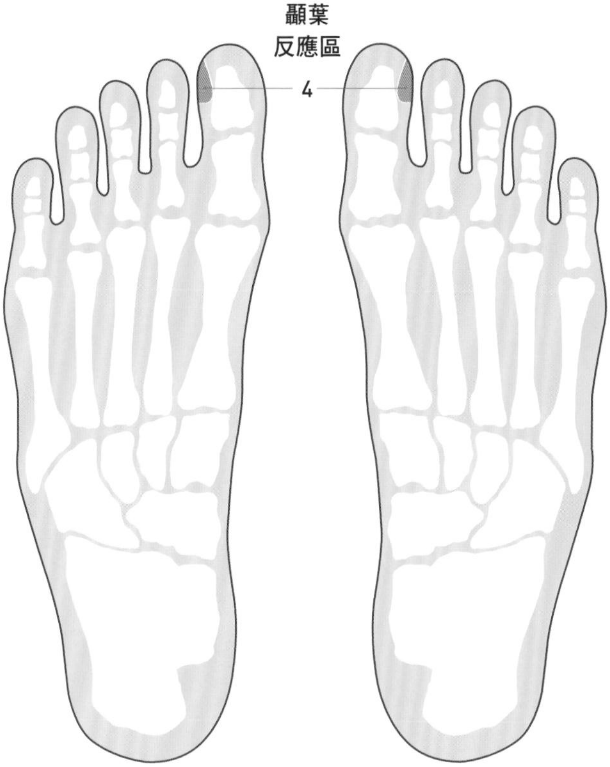

●**徒手操作：**對於兒童、重病者、痛覺極敏感者，運用拇指指腹前端按壓。

病理反應現象：較常出現腫脹氣囊狀反應物，反映功能不佳；若腫脹的硬度加大，要考慮就身體的不適狀況，和醫生討論做進一步檢查。

編號
05

小腦（Cerebellum）反應區

小腦位於人類大腦後下方後腦勺的位置，會接收來自腦部其他部位（如：視覺、聽覺）、脊髓感覺系統、肌肉、皮膚等接收信號，進行資訊的整合，並對身體運動系統作出調控，是協調肌肉活動並保持身體平衡的中樞。小腦在近期的研究中，也被認為關係到學習、語言、認知、注意力與情緒的處理。

五行：屬水

反應區圖顏色：黑色系

反應區位置：腳拇趾末節指腹外側下方的小半圓處。

適用症：血壓問題、頭暈、頭痛、無法站立、行走等運動平衡障礙。

FJM施作手法：不沾油時使用滾棒，沾油後運用推棒操作。

- **持棒操作：**在腦部五線操作位置，於第四、五線前段區域，使用滾棒操作或定點扣壓，使反應物逐漸軟化消散。

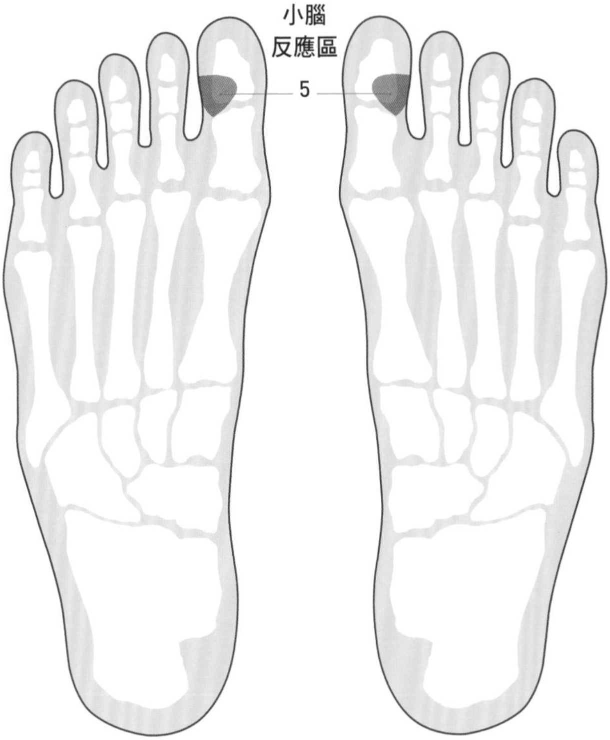

●**徒手操作：**對於兒童、重病者、痛覺極敏感者，運用拇指指腹前端按壓。

病理反應現象：

1．空虛棉絮狀或有敏感痛覺者：運動、平衡功能不佳。

2．硬塊：運動神經可能受損。

編號
06

頸部（Neck）反應區

是頭部與身體的連結部位。包含：頸椎、咽喉、氣管、食道、甲狀腺、淋巴、神經、血管等器官，以及相關肌肉。頸部兩側，從頸窩兩邊的鎖骨和胸骨，一直延伸到耳後乳突的胸鎖乳突肌、頭夾肌，以及頸部後方將頭部和肩部向後拉的斜方肌。這些肌肉群的伸縮能使頸部（頭部）轉向運動。

五行：屬土

反應區圖顏色：黃色

反應區位置：腳拇趾基節橫紋至拇趾末節關節之間，及腳背環繞部位，合稱為頸部反應區。

適用症：頸部痠痛、頸部扭傷、落枕、高血壓、低血壓、頸部僵硬、頭暈、噁心、手麻及頸部淋巴問題。

FJM施作手法：食指側摳拉及拇指推法、拉法。用內側手大拇指指腹前

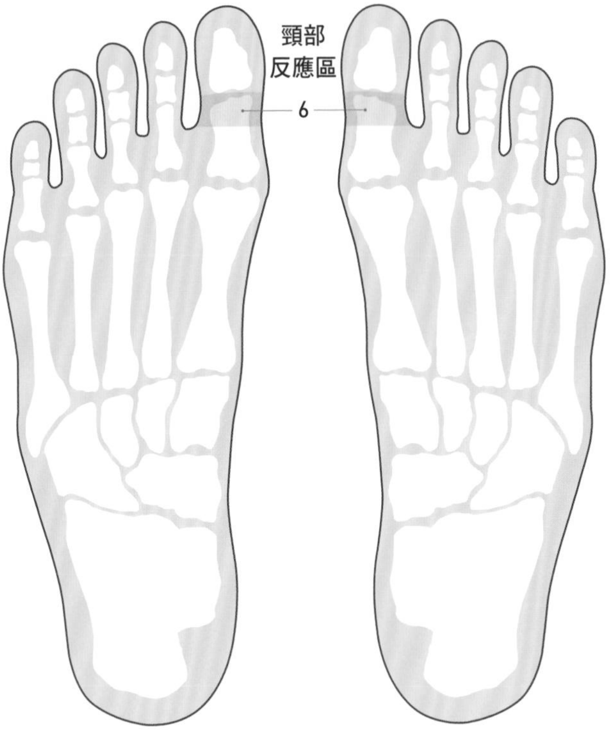

端，由被服務者大拇趾趾跟部，從外側橫拉向內側；食指側摳拉大拇趾背部反應區。

病理反應現象：

1．施作時開始橫拉的點，會有敏感的痛覺反應現象，通常血壓是有過高或過低的現象。

2．腫脹：代表可能有頸部病變。

編號
07

血壓調整點（Blood pressure point）反應區

腦幹下的網狀組織和頸側的頸動脈竇。頸動脈竇位於人體頸部外側的中部，是頸總動脈末端和頸內動脈起始處的膨大部分，血管壁內有壓力感受器，能感受血壓的變化，進而通過神經傳導方式，控制血壓升降。

五行：屬火

反應區圖顏色：紅色

反應區位置：血壓調整點反應區有二處。一是腳拇趾末節腦垂體反應區下方，反射延腦第四腦室底部的網狀體內（腦幹部分）；另一個是頸部反應區外側偏上方，反射頸部外側的中間（頸動脈竇）。

適用症：高血壓、腦中風、頭暈、低血壓。

FJM施作手法：不沾油時使用滾棒，沾油後運用推棒操作；或使用拇指腹按壓。

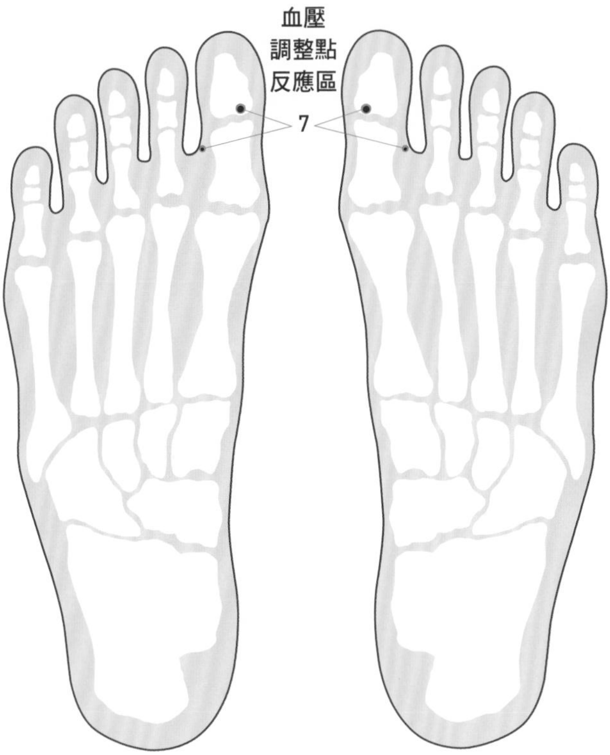

●持棒操作：腦部五線中第二線到第三線間，由定點的下方往上，用滾法操作或定點扣壓，使反應物逐漸軟化消散。

●徒手操作：用內側手大拇指指腹前端，向大拇趾跟部外側按壓。

病理反應現象：一般不容易發現明顯反應物，但有敏感的刺痛反應現象時，多為血壓不正常。

編號
08

副甲狀腺（Parathyroid gland）反應區

人體有四個豌豆大小的腺體，在甲狀腺（編號10）兩側偏外側上下各一；這些腺體稱為副甲狀腺。副甲狀腺會分泌副甲狀腺激素，以調節骨骼中鈣離子的釋出，保持血液維持正常的鈣濃度。副甲狀腺機能亢進則表示血漿中鈣離子濃度增高，原因是由骨骼中取出的鈣太多，容易導致腎結石或輸尿管結石、腸道痙攣、長期腹痛、溶骨、骨折、骨質疏鬆、影響中樞神經，也可能會出現精神病徵狀。副甲狀腺機能低下，則表示血漿中鈣離子濃度降低，致使神經肌肉組織興奮，容易引起四肢和喉頭肌肉的痙攣現象。

五行：屬水

反應區圖顏色：黑色系

反應區位置：拇趾基節下端外側及第一中足骨上端外側的兩個反應區。兩腳各有一對，共四個反應點。

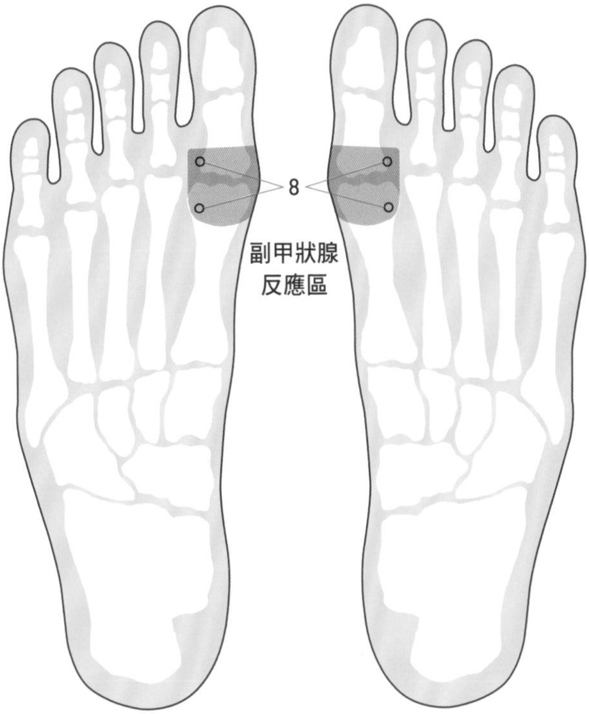

適用症：副甲狀腺機能亢進所引起的四肢肌肉鬆弛、泌尿系統結石、骨質疏鬆、白內障等。副甲狀腺功能低下所引起的筋骨痠痛、抽筋、手足痲痺、痙攣、指甲脆弱、失眠、喉嚨及氣管痙攣。

FJM施作手法：定點扣法。

●**持棒操作：**直棒扣法、提棒拉法，於反應點扣壓。

●**徒手操作：**運用拇指或食指定點扣壓。

病理反應現象：副甲狀腺機能亢進或低下者，在反應點都會有特別敏感的刺痛覺。

編號
09

脾經刺激點（Spleen meridian）反應區

是中醫經絡學中，足太陰脾經之母穴（大都穴），位置在在足內側緣，大拇趾基節近心端，赤白肉際凹陷處；和原穴（太白穴）在足內側緣，腳中足骨遠心端，赤白肉際凹陷處。主要有健脾的功能，有促進鈣的吸收、緩解腹胃疼痛、腹脹，處理消化不良、調節血糖及排便不正常的功效。

五行：屬金

反應區圖顏色：白色

反應區位置：脾經刺激點的位置有二點。一點在拇趾基節近心端內側（母穴）。另一點在第一中足骨內側遠心端（原穴）。

適用症：食慾不振、肌肉無力、腹脹、胃痛、便祕、腹瀉，以及各種出血疾患，增強肌肉強度。

FJM施作手法：食指摳拉法。不建議用操作棒。運用食指側摳拉脾經刺

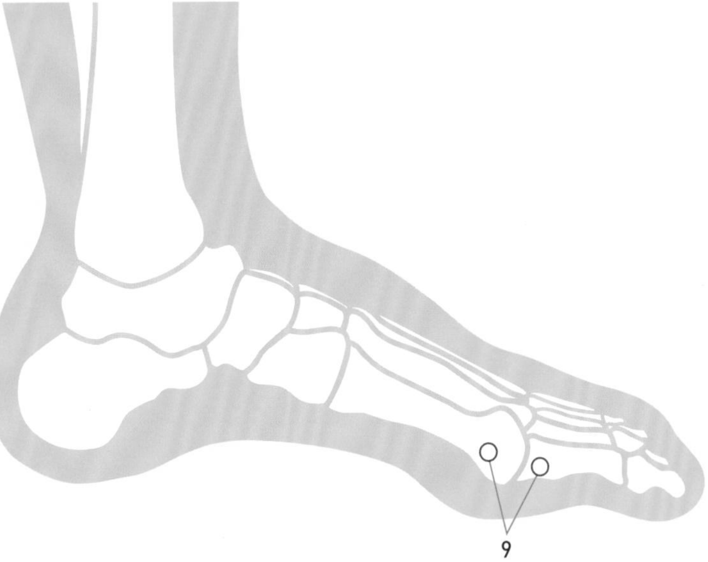

激點。

病理反應現象：不容易發現反應物，但有相應之狀況者，會有特別的敏感痛。

編號
10

甲狀腺（Thyroid）反應區

甲狀腺是人體最大的內分泌腺體，形狀如蝴蝶的左右兩翅，分別位於喉頭下方氣管的兩側，而兩側連結的部分則稱為甲狀腺的峽部（聯結左右兩部的中央部位）。甲狀腺藉由製造甲狀腺素來調整身體使用能量的速度、製造蛋白質，以及調節身體對其他荷爾蒙的敏感性。甲狀腺受到腦垂體分泌的促甲狀腺激素調節。其作用可概括為：加速脈搏，提高血壓，血管舒張，提高體溫、代謝脂肪、控制小腸對碳水化合物的吸收。甲狀腺也分泌降鈣素，降低血液中鈣的濃度，是調節鈣代謝的荷爾蒙。

五行：屬水

反應區圖顏色：黑色系

反應區位置：腳拇趾基節近心端，與第一中足骨遠心端一部分所圍成的反應區。圖上的斜線部分是痰好發區。分三至四條縱線由下而上推。

適用症：甲狀腺機能亢進或低下、甲狀腺炎、甲狀腺腫大、心悸、失眠、情

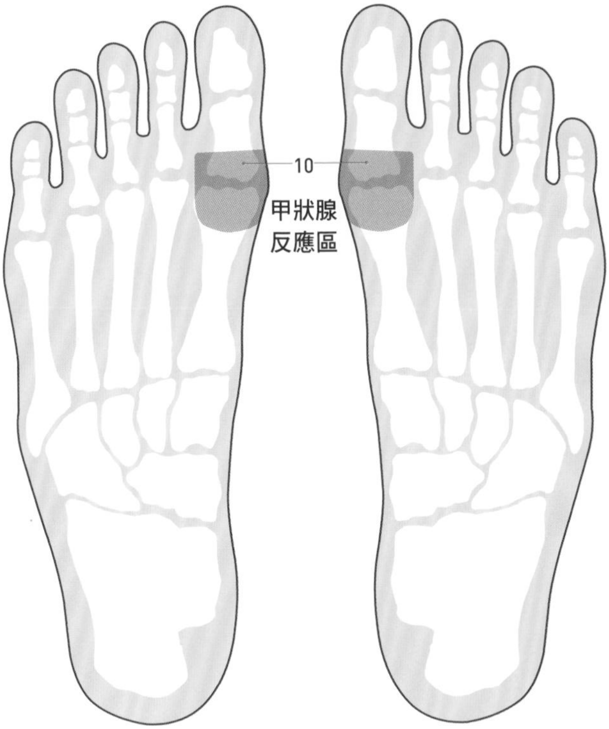

緒不穩、消瘦、肥胖、維持皮膚及毛髮的健康、新陳代謝功能異常。

FJM施作手法：直棒、橫棒、提棒與摳拉法一併使用。

●**持棒操作：**沾油用推法、扣法或提棒拉法。主要操作反應區周邊，除了腳內側的骨緣處。

●**徒手操作：**運用食指側摳法，反應物較硬時用定點扣壓，使反應物逐漸軟化消散。通常摳拉本反應區時，會同時操作位於本反應區一側之部分支氣管反應區。

病理反應現象：有顆粒狀、沙粒狀、條索狀及小塊狀等不同形狀反應物。

編號
11

額葉關聯區（Rolated Frontal sinus）反應區

屬於腳拇趾額竇（額葉）反應區的相關聯區域，功能與編號3額竇相同。除非額葉出現嚴重狀況；一般僅操作腳拇趾的額竇反應區。

五行：屬水

反應區圖顏色：黑色系。

反應區位置：腳二、三、四、五趾末節指腹上四分之一處頂端位置。

適用症：腦中風、頭暈、頭痛、失眠、常忘東忘西。

FJM施作手法：不沾油時使用滾棒，沾油後運用推棒操作。一手持直棒，將棒頭置於腳趾頂面，另一手拇指施力，以滾棒法由左向右（或由右向左）滾動，施作一到二線，施作長度約同趾甲寬度，由二至五趾依序施作。

病理反應現象：細小顆粒狀反應物。本反應區極為敏感，通常是經驗豐富的FJM師傅，在衡量被服務者身體狀況後，才會小心施作。

11

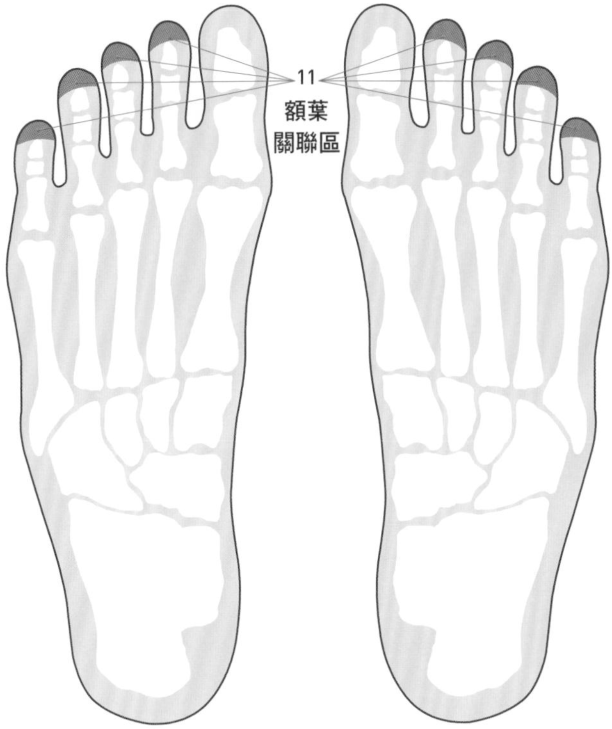

注意：反應區非常敏感一般不建議施作。

編號 12

眼睛（Eyes）反應區

影像訊息沿著視網膜內的神經束傳送到大腦，由大腦皮質的視覺區（枕葉）處理這些訊息後，我們便能看見世界。因此，我們「看得到」除了眼睛的功勞外，更重要的是腦部，三叉神經的第一分支分布其間。而中醫理論中認為「肝開竅於目」，亦即從眼睛的顏色及狀態，可以反映出肝的狀況。

五行：屬木

反應區圖顏色：綠色

反應區位置：腳二、三趾基節上端經中間節到趾腹下方。

適用症：眼睛疲勞、結膜炎、砂眼、角膜炎、白內障等眼睛疾患的治療和視力保健。

FJM施作手法：拇指推法。不建議使用操作棒。使用拇指指腹前端橫向摳拉二、三趾基節處，再從趾基節往上推至趾腹。

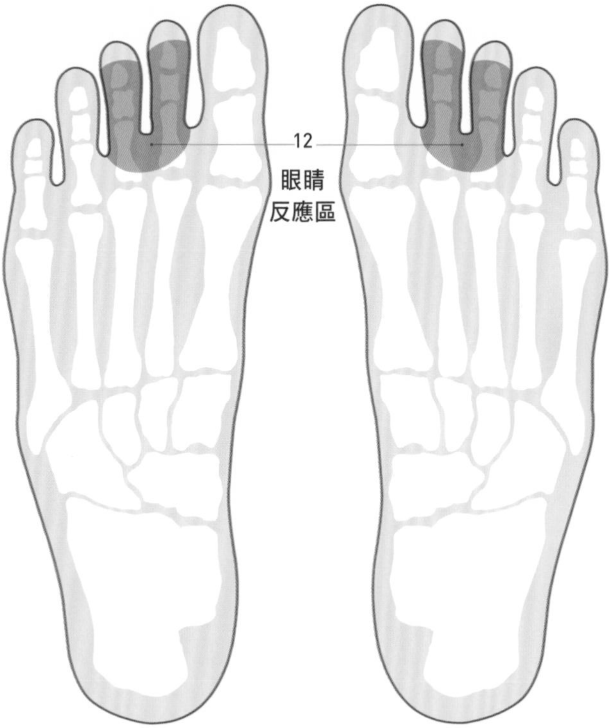

病理反應現象：腫脹狀反應物、油脂狀反應物、顆粒狀反應物。一般在趾腹下緣出現小顆粒狀反應物，多半是視網膜區或玻璃體的病變，會有敏感的痛覺。

編號
13

耳朵（Ears）反應區

耳朵是聽覺器官，也是生理上很重要的平衡器官之一。耳朵的構造，主要可分為外耳、中耳、內耳三個部分，連接聽覺神經至大腦顳葉的聽覺區，構成了人類的聽覺系統。內耳的耳蝸是聽力最重要的部位，可將接收到的液體流動及振動轉換成神經刺激，而這些神經訊號在腦部會被轉譯為「聲音」。中耳有耳咽管連接咽部，能藉著張大嘴巴或吞嚥口水，平衡耳膜內外壓力，恢復因壓力差而受影響的聽覺。內耳與半規管及小腦平衡區維持身體平衡。中醫五行理論認為「耳為腎之竅」，亦即可由耳朵的功能看出腎的狀況。

五行：屬水

反應區圖顏色：黑色系。

反應區位置：腳四、五趾基節上端經中間節到趾腹下方。

適用症：重聽、耳鳴、暈眩、中耳炎、外耳炎。

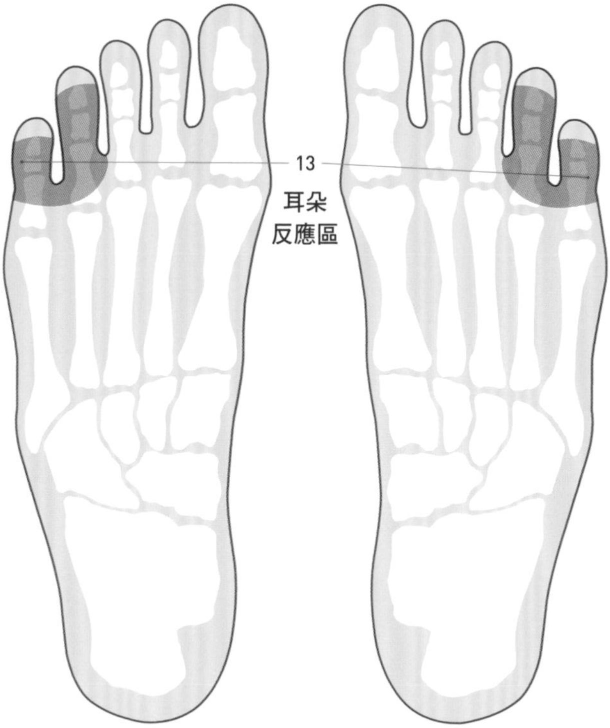

FJM施作手法：以徒手操作。使用拇指指腹前端橫向摳拉四、五趾基節處，再從四、五趾基節往上推至指腹。

病理反應現象：有腫脹感的反應物、油脂狀反應物、顆粒狀反應物。

編號
14

鼻（Nose）反應區

鼻子是人體呼吸的門戶器官，同時也是嗅覺器官。鼻子吸入氣體的味道後，傳入大腦額葉嗅覺細胞，再傳入大腦嗅區識別氣味。鼻腔內中央有鼻中隔，此區域佈滿細小血管容易引起鼻出血；同時也有鼻淚管與眼睛相通，有耳咽管與耳相通。中醫五行理論認為「鼻為肺之竅」，亦即從鼻子的外形及功能，可以知道肺目前的功能狀況。

五行：屬金

反應區圖顏：白色。

反應區位置：腳拇趾末節、腳面內側指甲旁的細長條。

適用症：鼻塞、鼻子過敏、鼻炎、嗅覺異常、鼻病引起的頭痛、記憶力減退。

FJM施作手法：食指摳法。運用食指側摳法使敏感點逐漸消失（注意：要避免甲溝炎的患者疼痛感）。不建議使用操作棒。

病理反應現象：腫脹感、小氣泡或有敏感痛點。

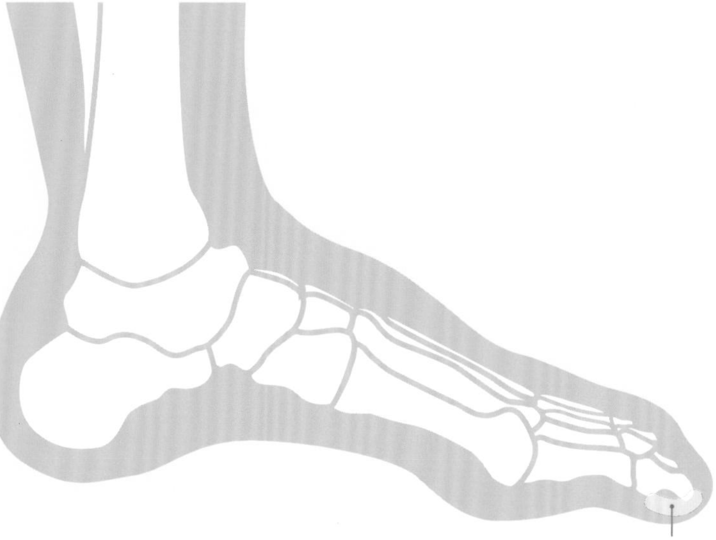
14
鼻子反應區

編號
15

上顎（Maxilla）反應區

位於上牙床的根部，是分隔口腔和鼻腔的壁，前面三分之二是包裹著骨頭的硬顎，後面三分之一是由肌肉和腱膜組成的軟顎，能往後上方移動至咽部後壁，防止食物進入鼻腔，有三叉神經的第二分支分布其間。

五行：屬水

反應區圖顏色：黑色系。

反應區位置：腳拇趾背，拇趾末節近心端到趾甲下緣的塊狀區域。

適用症：上顎痛、蛀牙、牙齦炎、口腔癌、牙周病、咬合不正、喝東西容易嗆到。

FJM施作手法：以徒手操作，運用食指側摳法。不可使用操作棒。

病理反應現象：腫脹或有敏感痛點。

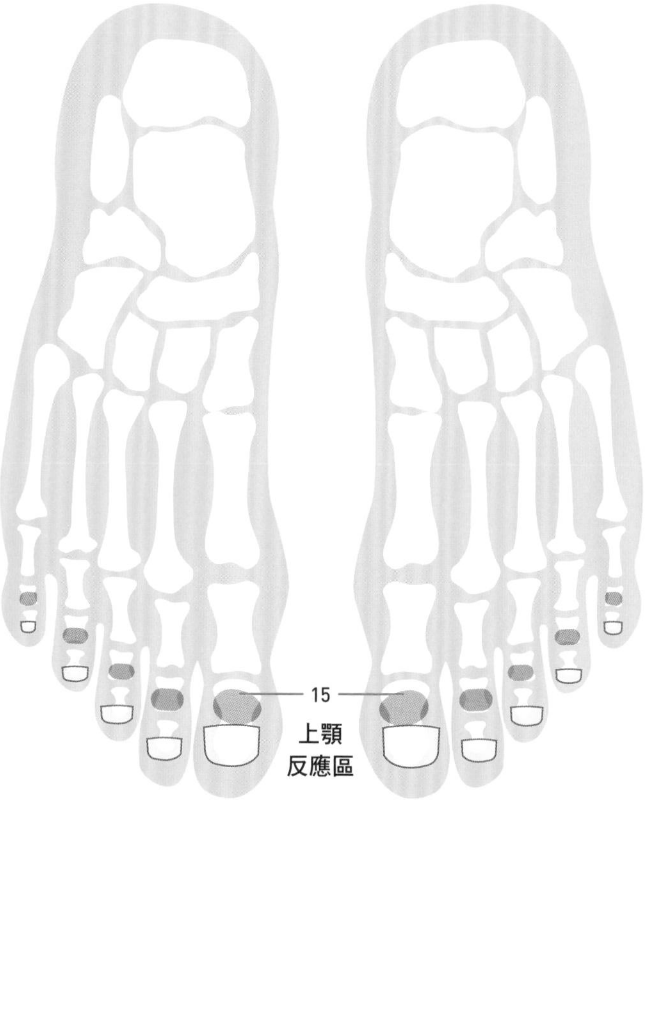
15
上顎
反應區

編號16

下顎（Mandible）反應區

位於下牙床的根部，下顎骨經顳顎關節與頭顱骨相連結。三叉神經的第三分支分布其間。FJM能緩解一般的牙痛，但仍需請牙醫詳加檢視根除牙痛病因。

五行：屬水

反應區圖顏色：黑色系。

反應區位置：腳背拇趾基節遠心端二分之一處與末節關節下方塊狀區域。

適用症：咬合不正、下顎痛、顎炎、蛀牙、牙齦炎、口腔癌、牙周病。

FJM施作手法：以徒手操作，運用食指側摳法。不建議使用操作棒。

病理反應現象：腫脹、敏感痛。

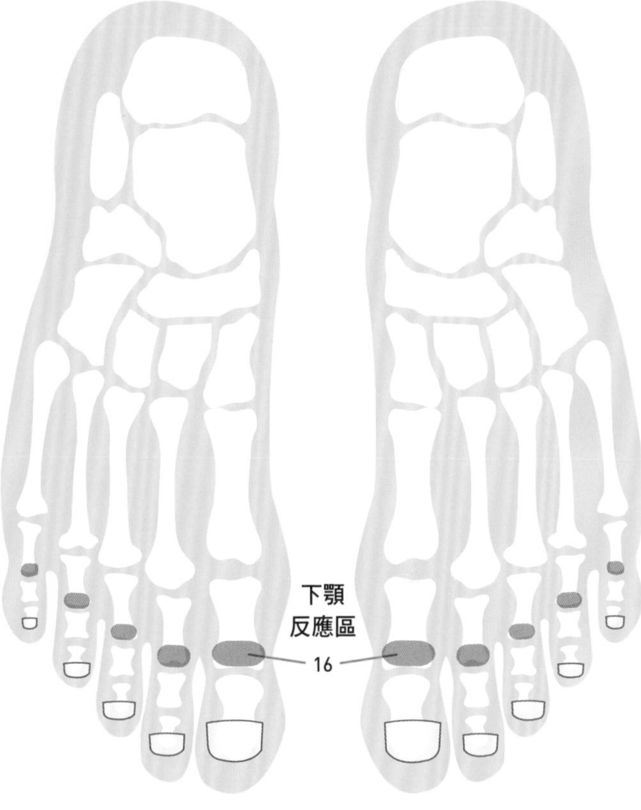
下顎
反應區
16

編號
17

扁桃腺（Tonsils）反應區

扁桃腺（也稱扁桃體）是位於喉嚨後端，兩塊像扁桃般的組織，一側一個。扁桃腺可分為三處，第一也是最大的是顎扁桃體，位於口腔軟口蓋上，懸雍垂（即喉嚨中間那塊肉）旁邊，通常張開嘴巴就可見；第二是腺樣體，位於鼻咽部；第三為舌扁桃體，位於舌根部分。扁桃腺屬於淋巴組織，有製造抗體，抵抗病原菌侵襲的功能，青春期後免疫活性減弱，防禦功能會被其他淋巴器官取代。

五行：屬土

反應區圖顏色：黃色系。

反應區位置：腳背拇趾基節外側中段處。

適用症：特別是兒童期到青少年期的高燒、喉痛、肌肉關節痠痛、扁桃腺周圍膿瘍。嬰幼兒期吞嚥困難、疼痛、聲音沙啞、頸部淋巴腫、呼吸困難及胃痛。

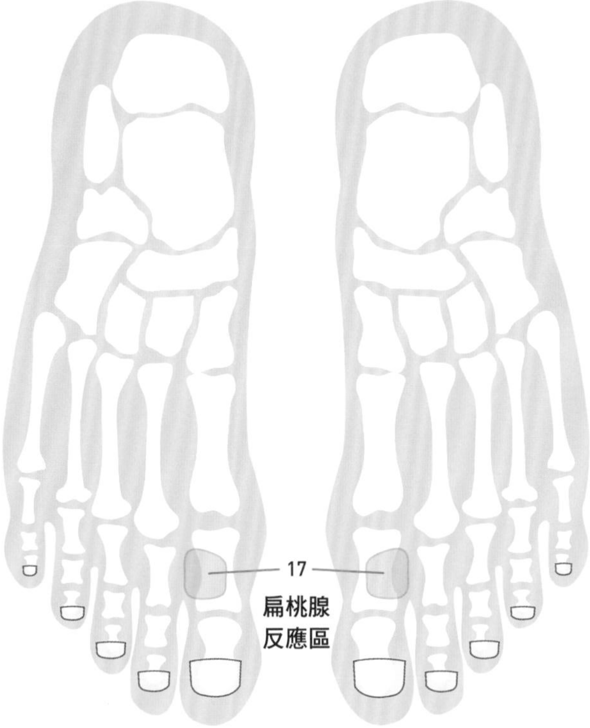

FJM施作手法：以徒手操作，運用食指側摳法或夾拉（兒童以下），使反應物逐漸軟化消散。不建議使用操作棒。

病理反應現象：腫脹、敏感痛。感冒時本反應區會特別敏感。

編號
18

頭夾肌（Splenius capitis muscle）反應區

頭夾肌、胸鎖乳突肌等頸部肌肉，協助頭部的轉動伸展。頭夾肌起始於第七段頸椎的棘突和胸椎上三段或四段的棘突。肌肉纖維向上、外方，在胸鎖乳突肌的覆蓋下附著至顳骨的乳突上，且附著至枕骨外方的粗糙面上。

五行：屬土

反應區顏色：黃色系

反應區位置：腳拇趾背基節外側一帶狀區域。

適用症：肩頸痠痛、頸部扭傷、落枕。

FJM施作手法：以徒手操作，運用食指側摳法。不建議使用操作棒。

病理反應現象：腫脹狀、塊狀反應物，有敏感的痛覺反應。經常使用手機的低頭族按壓本反應區會特別敏感。

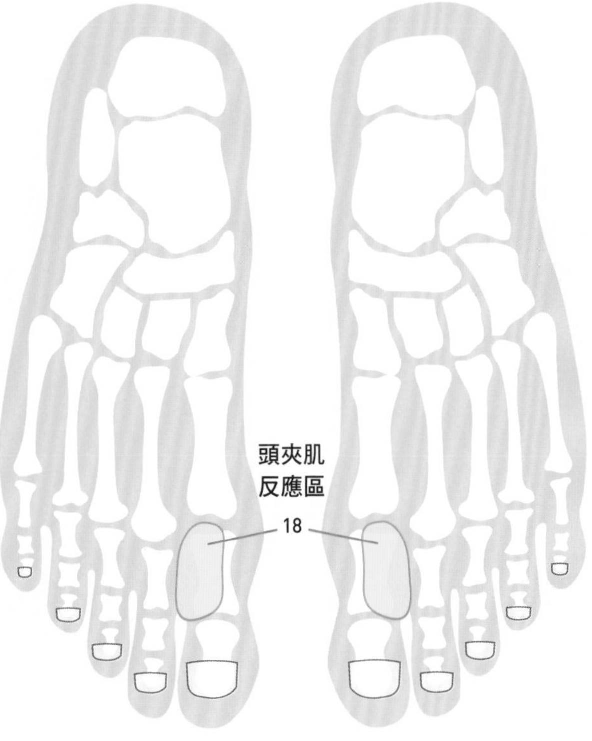
頭夾肌
反應區
18

編號
19

牙齒（Teeth）反應區

人類的恆齒約二十八到三十二顆。牙齒的病變多與個人口腔衛生習慣及遺傳體質有關。FJM可協助牙齒、牙齦的預防保健工作，以及牙痛的疼痛緩解。（提醒：治療蛀牙還是要找牙醫幫忙。）

五行：屬水。

反應區圖顏色：黑色系。

反應區位置：腳拇趾背，拇趾末節近心端到趾甲下緣區域。以及二、三、四、五趾中節與末節間的關節上、下緣處。遠心端為上牙床，近心端為下牙床。

適用症：牙痛緩解、牙齦發炎、牙周病。

FJM施作手法：以徒手操作。用夾拉法或運用食指側摳法，或拇指腹前端橫拉。不可使用操作棒。

病理反應現象：腫脹、敏感痛覺。

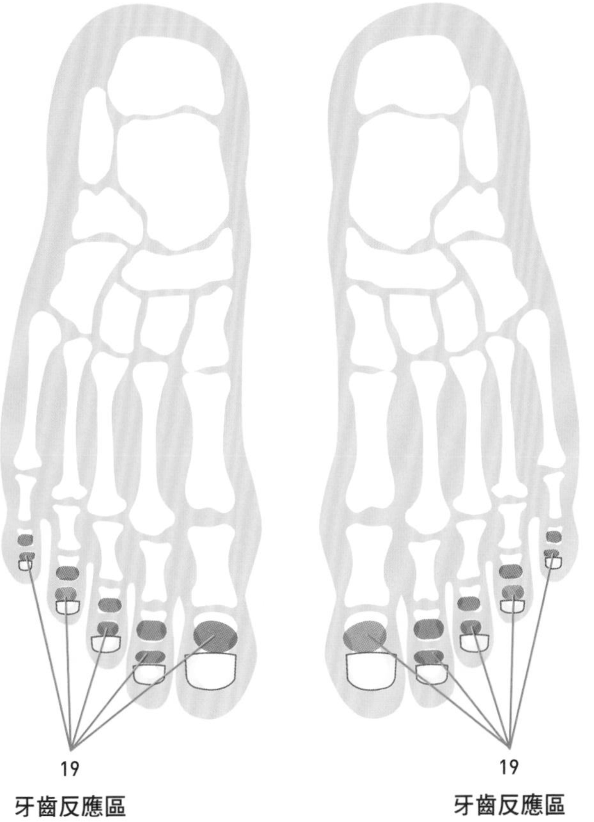
19
牙齒反應區
19
牙齒反應區

編號
20

上身淋巴（Lymph: upper body）反應區

上身淋巴，包括：頸淋巴結、胸腺、腋下淋巴、頜下淋巴結、胸淋巴導管、右淋巴管等。淋巴系統有許多管道和淋巴結，當病毒侵入人體發生感染時，淋巴結會腫大疼痛。例如：喉嚨發炎時，會在下巴頦下摸到腫塊，那就是淋巴結。發炎狀況消失後，淋巴腫塊也會自然縮小。

五行：屬土。

反應區顏色：黃色系。

反應區位置：腳背各中足骨到各趾基節關節位置。

適用症：淋巴阻塞、胸乳部癌症、及各種炎症。

FJM施作手法：以徒手操作，較大的接觸面積施作，不用太大或尖銳的力量施作。用三指挾拉法，由中足骨一半拉向腳趾方向；或腳背扇形推法，用指腹由趾根部推向中足骨近心端。不可使用操作棒。

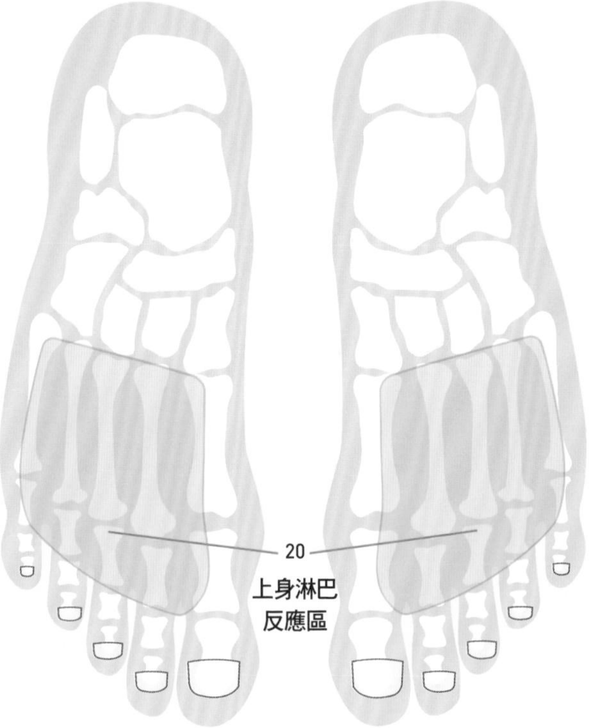

病理反應現象：有起司狀反應物可能有淋巴阻塞情形；女性有小芝麻粒狀或腫塊者可能有乳腺增生、囊腫或纖維化，最好定期做健康檢查，防止向癌病變發展。

編號
21

頸椎（Cervical vertebrae）反應區

頸椎有七節，六個椎間盤，八對脊髓神經。頸椎異位會引起五官病變、頭痛、頸、肩膀、手臂、手掌，以及手指部肌肉或皮膚的麻或疼痛。任何不好的坐姿、站姿、工作或運動時動作不正確，都很容易加速頸椎的退化，產生麻痺、無力、肌肉萎縮的後遺症。長時間維持一個固定姿勢，也容易傷害到頸椎。如：長時間操作手機，或電腦螢幕前的工作者。

五行：屬水。

反應區圖顏色：黑色系。

反應區位置：施作頸椎時分二線操作。腳拇趾基節內側中線沿骨側一線，及腳內側偏腳底部一線。

適用症：頭痛、頸痛、頸部紅腫、斜頸、落枕、肩痛、手臂痛、手指麻與五官相關的疾患。

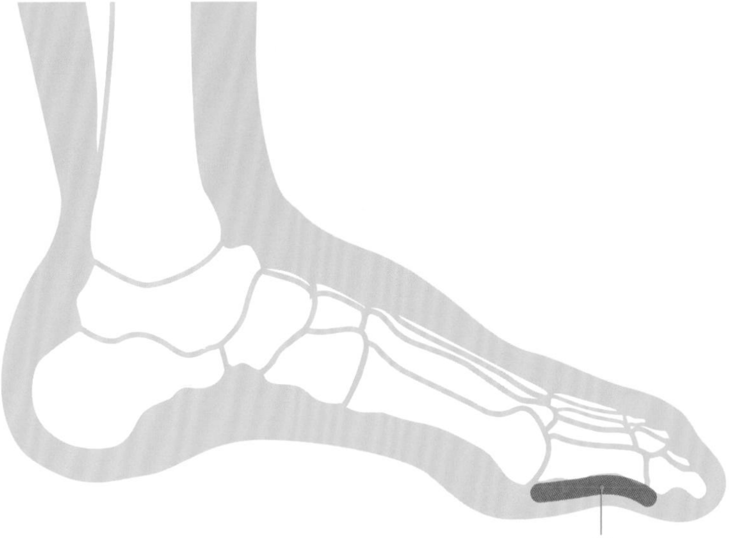

FJM施作手法：以徒手操作。用食指側摳法時，要有在施力部位墊一塊肉的感覺施作，避免直接以指骨硬刮反應區。不建議使用操作棒。

病理反應現象：小腫塊、敏銳刺痛感。經常使用手機的低頭族會特別疼痛，尤其在摳拉第二線時，在趾骨凹陷處會特別敏感。

編號
22

胸椎（Thoracic vertebra）反應區

由十二塊椎骨所組成，十二條肋骨附在椎體的旁邊。脊椎兩側的肌肉和韌帶的傷害，會引起背部局部的疼痛。胸椎段的交感神經與十二對胸神經相同，稱為「內臟神經」，調節指揮人體內臟的活動。因此，胸椎反應區，除了與胸椎本身有關外，依生物全息理論，胸椎是一個很完整的全息療法反應區，與整個內臟功能及全身健康狀況有極密切的關係。

五行：屬水。

反應區圖顏色：黑色系。

反應區位置：第一中足骨內側中線沿骨側下緣。

適用症：骨刺、胸悶、胸椎側彎、背痛與心、肺、肝、膽、胰、胃、腎及小腸有關的疾病。另外對於背部肌肉的不適也有緩解的作用。

FJM施作手法：以徒手操作。運用拇指指腹內側前端推法或定點扣壓，使

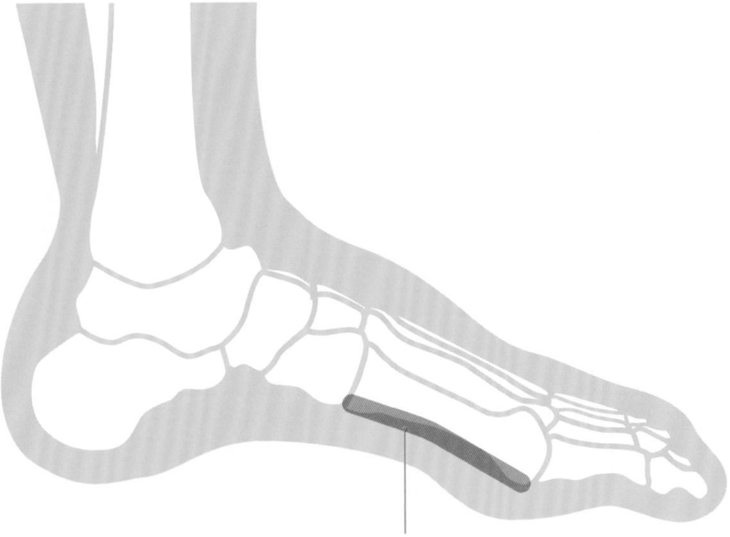

反應物逐漸軟化消散。不宜使用操作棒。

病理反應現象：中足骨側邊有凹陷、隆起或不正常曲線，可能是胸椎側彎或器質性病變。反應區出現類似脂肪層的感覺或氣泡狀的反應物，表示此相對的反射區有痠痛的症狀；或胸椎對應的臟器出現問題。

編號
23

腰椎（Lumbar vertebrae）反應區

腰椎的椎體有五塊，是人體承受力量最多的地方。胸椎第十二節與腰椎第一節和腰椎第一節與腰椎第二節的椎間盤病變時，會引起鼠蹊痛。腰椎第四節與腰椎第五節的椎間盤病變時，會引起背痛。腰椎第五節與薦椎第一節的椎間盤病變時，會引起腿痛。

兩個椎體之間的緩衝是椎間盤，它是一個封閉的容器，內有髓核，髓核是一種富含水分、呈膠凍狀的彈性蛋白。椎間盤受不當壓力時，髓核容易向後方突出，壓迫神經根或脊髓。

五行：屬水。

反應區圖顏色：黑色系。

反應區位置：腳內側第一楔狀骨及舟狀骨邊緣沿骨側。

適用症：腰痛、背痛、骨刺、鼠蹊痛、腿痛、消化、排泄、泌尿、生殖的有關疾病，以及腰部肌肉不適的緩解。

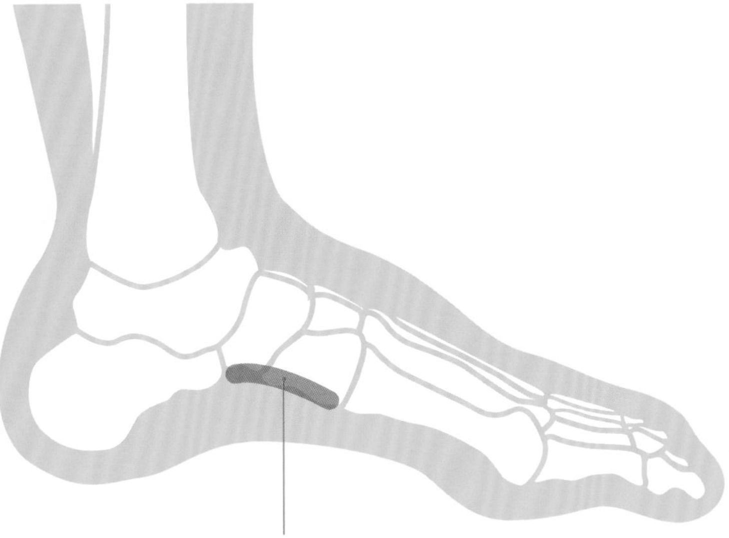

FJM施作手法：以徒手操作，運用拇指指腹前端推法操作。不宜使用操作棒。

病理反應現象：反應區出現類似脂肪層的感覺或氣泡狀的反應物，表示相對反射的位置有痠痛的症狀。

編號
24

薦椎（Sacrum）反應區

薦椎由腰椎第五節到尾椎之間，由五個呈三角形的椎節組成。薦椎與左、右髖骨及尾椎合組成骨盆。

坐著時習慣蹺腳，或是喜歡把重心壓在單腳站立的人，容易出現骨盆歪斜。骨盆歪斜及脊椎側彎等，容易引起下背疼痛。坐骨神經是腰椎第四、五節，薦椎第一、二節，四條神經所合成的神經，由腰部一直伸延至腳部。腰椎椎間盤突出、腰薦椎長骨刺、臀部梨狀肌損傷等等，均可能壓迫到這四條神經根而引起坐骨神經痛。坐骨神經痛會像放電般一陣一陣地痛，且多為單側性的痛。

五行：屬水。

反應區圖顏色：黑色系。

反應區位置：在內踝骨正下方，腳跟骨內側邊緣。相關反應區在外踝骨前側面的薦椎痛點。

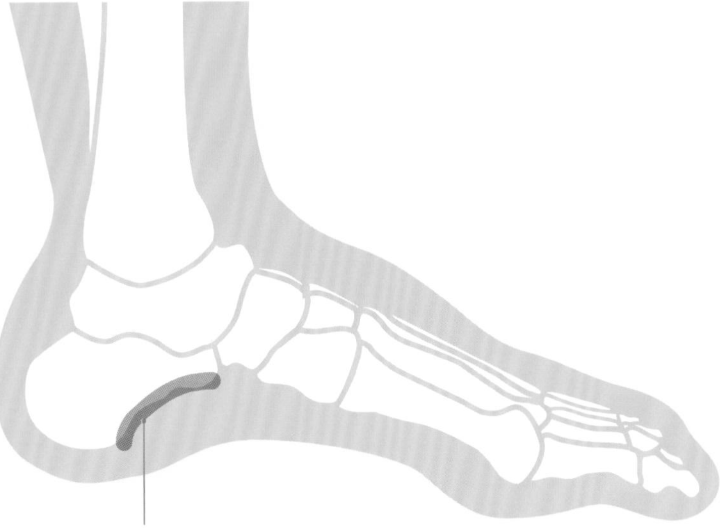

適用症：腰痛、腿痛、下腹部疼痛、自律神經失調（勃起、射精、直腸、肛門、膀胱）病變、婦人病、腸胃蠕動失常、頻尿、失眠以及腰臀部肌肉的痠痛。

FJM施作手法：一般使用操作棒，但對於體質虛弱或痛覺敏感者可用拇指指腹施作。

●**持棒操作：**沾油沿舟狀骨、距骨、跟骨的骨緣操作，棒頭不要壓到骨。

●**徒手操作：**運用拇指指腹推法使反應物逐漸軟化消散。

病理反應現象：敏銳的痛感。坐骨神經痛者尤其在反應區靠近腳底處特別有感。

編號
25

肩關節（Shoulder joint）反應區

肩關節亦稱「盂肱關節」，由肩胛骨的肩盂及肱骨近端，以及覆繞其外的關節囊及滑液囊、韌帶和旋轉肌構成。主要功能是使手臂能夠繞圓旋轉，及向身體內外側移動，與「肩鎖關節」構成肩膀的二個關節。肩鎖關節位於鎖骨和肩峰之間，功能是使手臂可以高舉。

肩關節是人體活動最頻繁、幅度最大的關節，因此肩關節發生狀況時，若沒有及時處置得宜，會容易產生衍生問題或併發症，而造成難以復原的傷害。

五行：屬水

反應區圖顏色：黑色系。

反應區位置：腳第五中足骨遠心端骨節，以及第五趾骨基節近心端處，包含：腳背、腳側、腳底。

適用症：五十肩、手臂無力、肩膀痠痛、肩頸背症候群。

FJM施作手法：以徒手操作，將反應區分腳背（上）、腳側（中）、腳底

（下）三部分，運用食指側摳法，將反應物逐漸軟化、消散。注意運用輔助手，向操作手方向配合用力。不宜使用操作棒。

病理反應現象：痠痛感，反應區部分會出現小顆粒或油脂狀反應物。

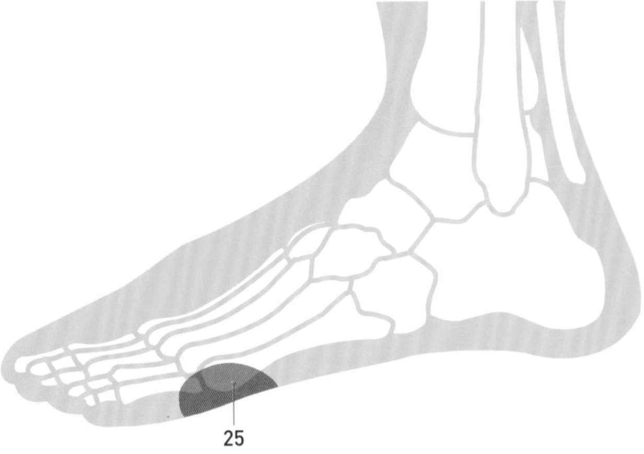

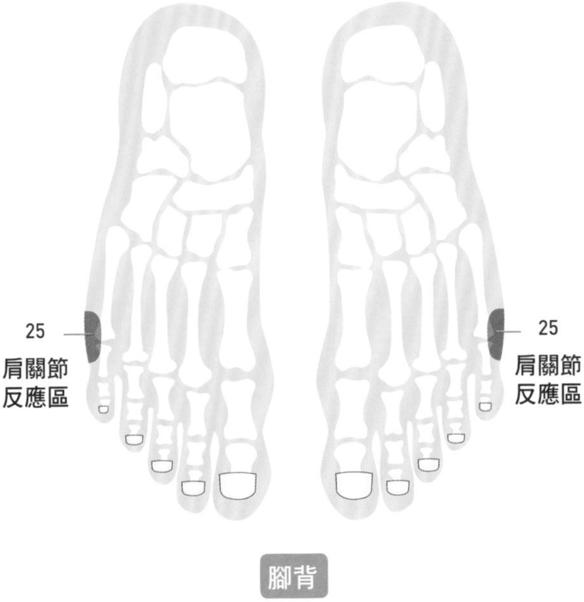

編號
26

上肢（Upper Limb）反應區

反應區所反射的是人體的手臂部位，包括：上臂、小臂、手肘及手掌等部位。由臂神經叢所聯繫的肌肉與組織，發生不適狀況時，可於本反應區施作以獲得緩解。

五行：屬水

反應區圖顏色：黑色系。

反應區位置：腳第五中足骨外側，肩關節反應區到肘關節反應區所圍成的細長區帶。

適用症：手臂無力、外傷復發、臂神經痛、臂神經叢麻痺（與頸神經有關）。

FJM施作手法：以徒手操作，運用食指側摳法，使反應物逐漸軟化消散。情況較嚴重需要重點加強時，也可用拇指腹側，由遠心端向近心端壓推第五中足骨靠腳底一側。

病理反應現象：腫塊、敏感的痠痛感。

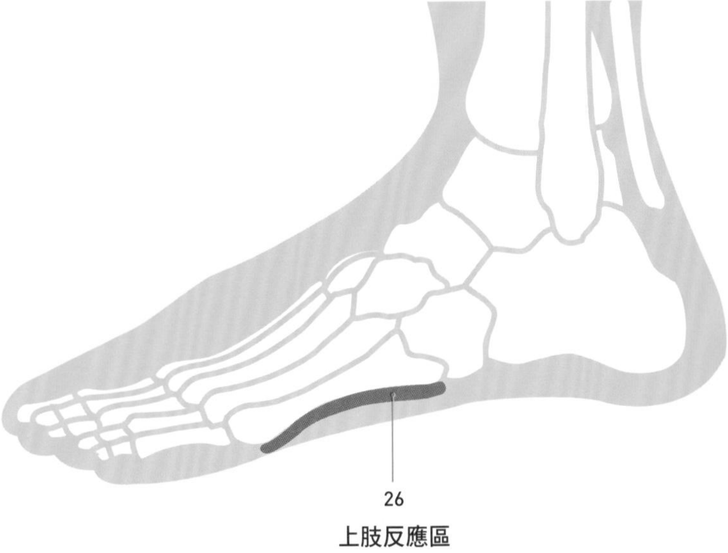
26
上肢反應區

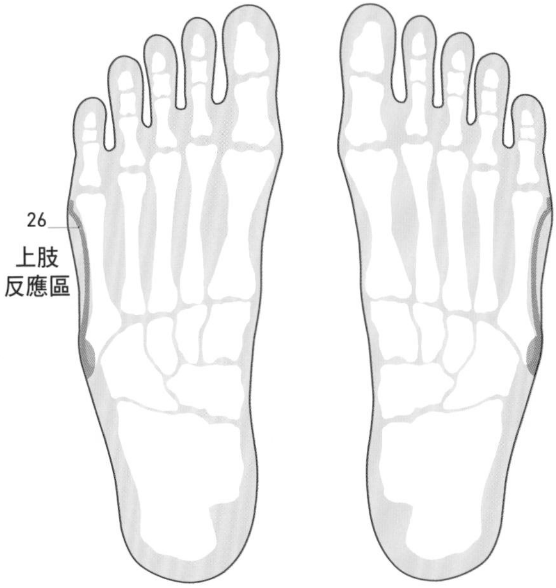
26
上肢
反應區

編號 27

肘關節（Elbow joint）反應區

肘關節由上臂的肱骨下端，和小臂的橈骨、尺骨上端構成，由「肱尺關節」、「肱橈關節」和「橈尺近側關節」，三個關節共同包在一個關節囊內。凡是需要重複頻繁將大量物品抓住外丟的動作，會使得負責此功能的手臂伸腕肌群重複且快速的收縮，造成俗稱「網球肘」的疼痛狀況；或是打高爾夫不慎引起的肘關節內側部不適；滑鼠用太多；外傷或是肘關節發炎等不適狀況，刺激本反應區有緩解，以及加速痊癒的效果。

五行：屬水

反應區圖顏色：黑色系。

反應區位置：腳第五中足骨遠端骨節。

適用症：網球肘、肘關節痛、及肘關節部位的外傷復原。

FJM施作手法：以徒手操作，運用食指側摳法，把反應區分成腳背、腳側、腳底三區分別施作。不建議使用操作棒。

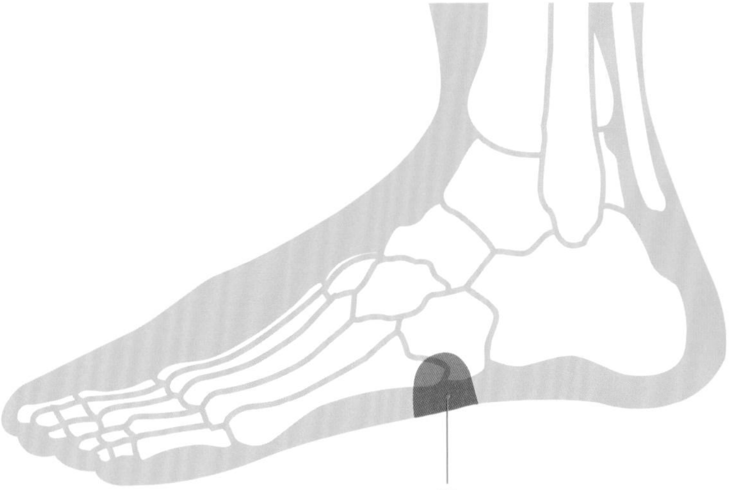

腳底

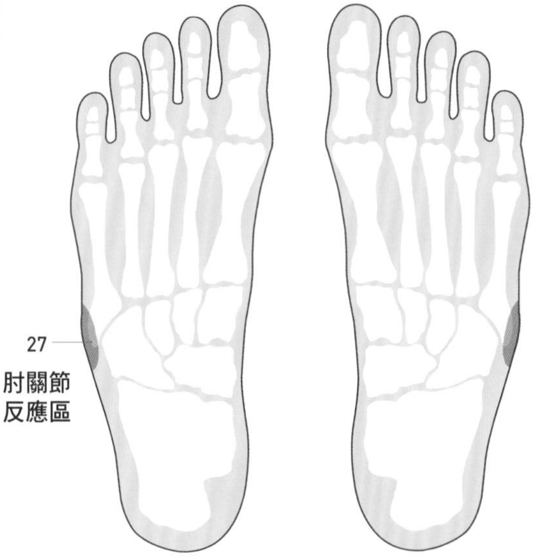

病理反應現象：敏感的痠痛感、小顆粒狀反應物。

編號
28

膝關節（Knee joint）反應區

膝關節依靠穩定的結構（由大腿骨、脛骨、腓骨和膝蓋骨所組成），支撐著人體的重量，發揮支持身體動態的穩定，站或走、跑或跳、彎曲或伸直。

ＦＪＭ研發團隊發現：膝關節反應區除了反射膝關節的狀況外，腰椎以下的肢體疼痛，都可能引發反應區呈現病理反應現象。也可以說，膝關節反應區反射了整個下肢的生理狀況。

五行：屬水

反應區圖顏色：黑色系。

反應區位置：延第五中足骨近心端旁無骨處，外踝骨尖正下方，立方骨外側跟骨前方骨縫內凹陷處，所圍成的反應區。

適用症：下肢疼痛、膝關節炎、膝痠痛、膝關節脫臼、腫脹及膝關節部位外傷復原。

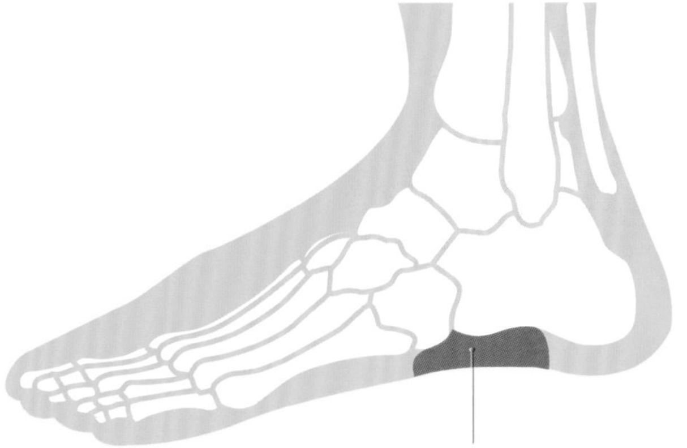

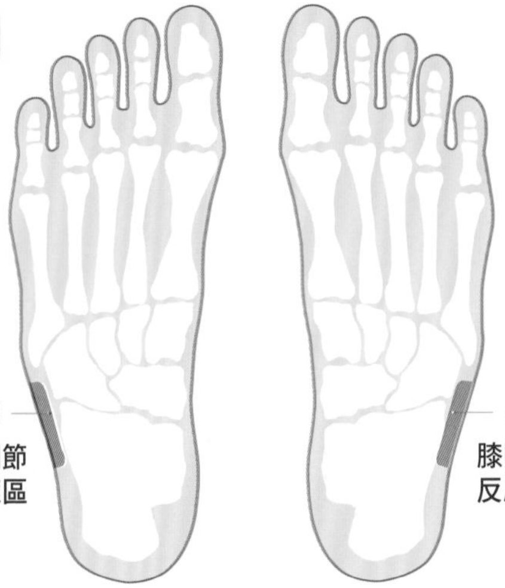

FJM施作手法：

●持棒操作：棒頭沾油使用推法，避免壓骨。第一線沿反應區骨緣做倒L型，其餘空間以直線補滿。

●徒手操作：運用拇指推法。

病理反應現象：有緊繃、腫脹、硬塊等反應物，表示膝關節周圍肌肉組織有病變；敏感的刺痛感，表示膝蓋無力，或下肢有病變。

編號
29

聲帶、喉頭(Vocal cord／larynx)反應區

喉頭位於呼吸道前端，氣管和食道分開的位置。功能是呼吸、吞嚥、發聲器官，也是保護氣管。除了菸、酒會引發喉部的病變，如喉癌，許多耳鼻喉科的醫師也提醒情緒緊張焦慮或失眠，也是導致「咽喉異常感」的重要原因。

聲帶是發聲器官的主要部分，位於喉腔中部，由聲帶肌、聲帶韌帶和黏膜三部分組成，左右對稱，利用震動產生聲音。聲帶容易因過酸、過辣，或菸酒等刺激性食物而受傷，也容易因長時間過度發聲而受傷長繭。養成喝水的習慣對於聲帶的保護很重要。

五行：屬金

反應區圖顏色：白色系。

反應區位置：腳背一、二趾縫間，由基節關節到趾蹼處；拇趾趾骨基節外側，及第二趾骨基節內側，兩個突起骨的骨側邊緣是敏感點。

適用症：聲帶發炎或積水、喉頭炎、咽喉頭結核、扁桃腺炎。

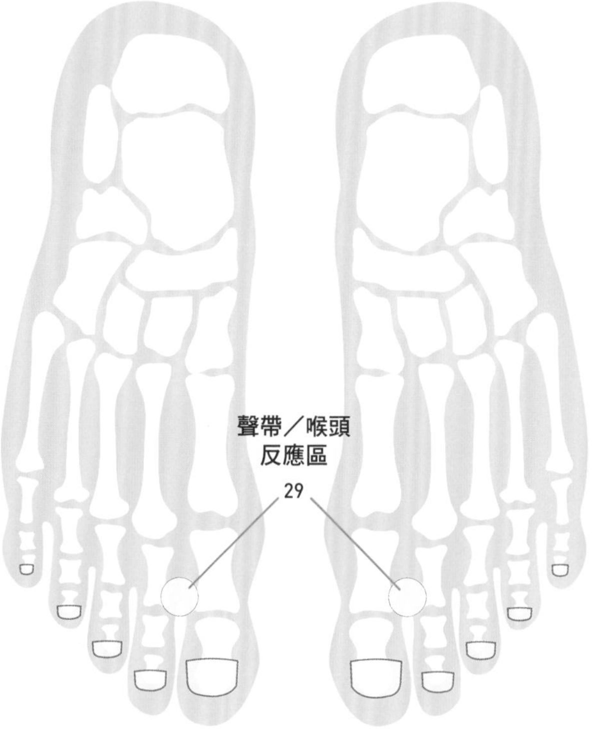

FJM施作手法：以徒手操作夾拉法；運用拇、食指指腹前端夾拉，並將指端定點扣壓大拇趾外側和第二趾內側基節斜角，使敏感點逐漸消失。不建議使用操作棒。

病理反應現象：氣囊狀腫脹、小腫塊、肥厚、敏感疼痛，表示感冒或聲音啞了。

編號
30

氣管／食道（Trachea Esophagus）反應區

氣管是連接喉與肺部的管道，在第四胸椎與第五胸椎處分成左右兩條支氣管進入肺部，氣管後壁緊貼著食道前壁。氣管的功能是淨化空氣的作用，並排出異物。氣管容易因感冒受病毒感染引發急性氣管炎，合併有咳嗽、發燒與痰多現象。此時要多休息、多喝水，並停止會刺激氣管的行為。FJM可以有效率地協助改善氣管不適狀況，協助恢復健康。

食道是連接咽部與胃並緊貼脊柱腹側器官。氣管與食道上方，都與咽部有密切關係。呼吸時，通向氣管的氣道開放，攝食嚥下時，食物通道會開放，氣道會關閉。食道在穿過橫膈膜後進入胃部。食道與胃交界處即賁門。

屬反應區位置：腳背及腳底一、二趾間，第一、二中足骨縫二分之一深處細長條狀。氣管反應區偏腳背，食道反應區偏腳底。

五行：屬金

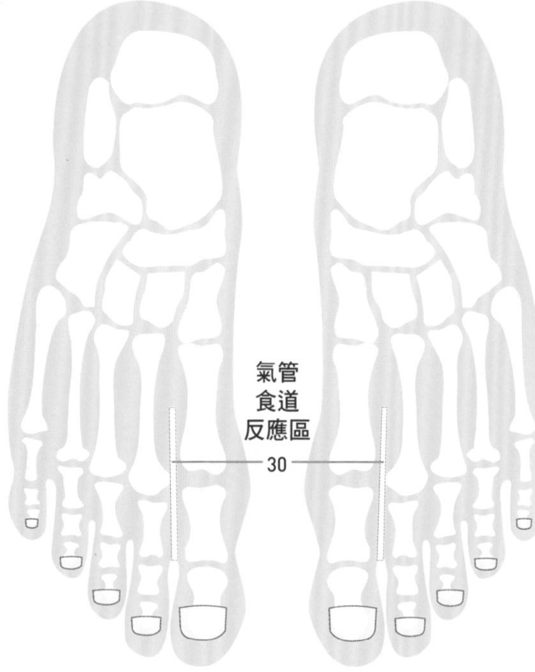

反應區圖顏色：白色系。

適用症：感冒咳嗽、支氣管炎、食道癌、食道靜脈曲張、胃食道逆流患者。

FJM施作手法：直棒扣法或提棒拉法，或拇指推法。

●**持棒操作：**不建議在腳背以操作棒施作。在腳底，棒頭沾油用直棒扣法或提棒拉法。

●**徒手操作：**於腳背順第一、二中足骨骨縫，由下往上或由上往下推，順手為宜。但只能一個方向施作。在腳底運用拇指推法施作。

病理反應現象：腫脹、顆粒狀反應物。

編號
31

胸淋巴導管與右淋巴幹 thoracicduct；rightlymphaticduct、胸腺 Lymphthymus 反應區

胸淋巴導管又稱「左淋巴導管」，是人體最大淋巴管，引流全身近75%的淋巴液（除了右上腹以上），是收集淋巴回流至淋巴循環的重要組織器官。右淋巴導管引流右上半身，含右上肢的淋巴回到淋巴循環系統。

胸腺是最早發展的淋巴器官免疫系統，位於甲狀腺下端兩肺之間，也分左右兩葉，在青春期發展到巔峰後，便開始萎縮。在孩童成長階段，擔任重要的免疫護守重任。

淋巴系統與血液循環系統合作，構築完整的身體免疫系統，會攻擊或過濾外來微生物，或受病菌病毒感染及發生變異的細胞。

反應區位置：腳背第一、第二中足骨間的隙縫（較淺反應區處），偏骨縫邊區域。左腳：胸淋巴導管，胸腺。右腳：右淋巴幹，胸腺。

五行：屬土

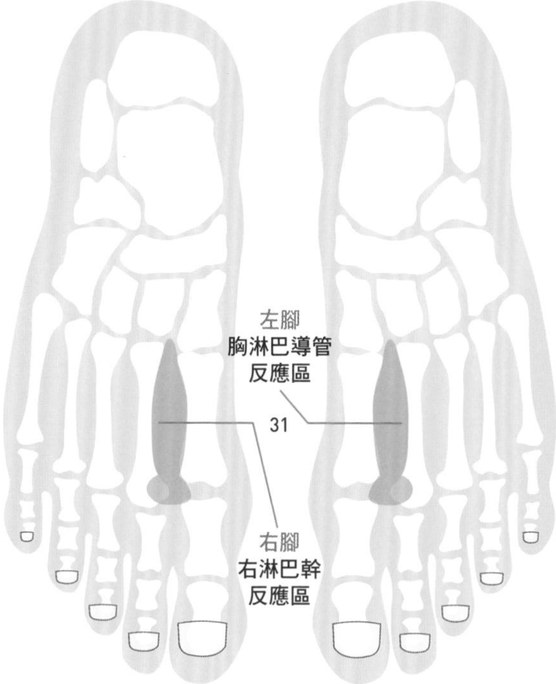

反應區圖顏色：黃色系。

適用症：各種發炎、各種癌症、胸腺腫瘍、增強免疫力。

FJM施作手法：以徒手操作；運用拇指推法，四指指腹拉法或拇、食指夾拉法順第一、二中足骨向兩側骨縫施力，由下往上或由上往下推拉，順手為宜。不可持棒施作。

病理反應現象：沿反應區有不規則形狀腫脹或敏感痛覺者，示警身體有狀況，可能淋巴阻塞或淋巴系統問題。

編號
32

胸、乳部（Breast）反應區

胸部位於頸部和腹部之間，胸部內主要有心及肺兩大器官，與主動脈、肺動脈與上下腔靜脈。胸部外則有乳房。訓練有素的ＦＪＭ師傅雙手，會依據反應物情形閱讀出胸、乳部這些組織與器官呈現的健康狀況。

依據衛福部彰化醫院統計，近半數婦女有乳房纖維囊腫這方面問題。當女性體內的雌激素過多或是黃體素過少，都可能使乳房組織產生大小不一會疼痛的結節。有乳癌家族病史、腫塊異常增大或增多者，應該定期接受醫院追蹤檢查，預防乳癌發生。

男性乳癌雖罹患率死亡率遠低於女性患者。男性女乳症、肝臟與睪丸疾病、糖尿病或一些內分泌問題，是罹患乳癌因素，而肥胖、運動量偏低和酒癮等等不良生活方式，也會增加罹癌的風險。

五行：屬水

反應區圖顏色：黑色系。

反應區位置：腳背二、三、四趾基節近心端關節與中足骨二分之一處所圍成

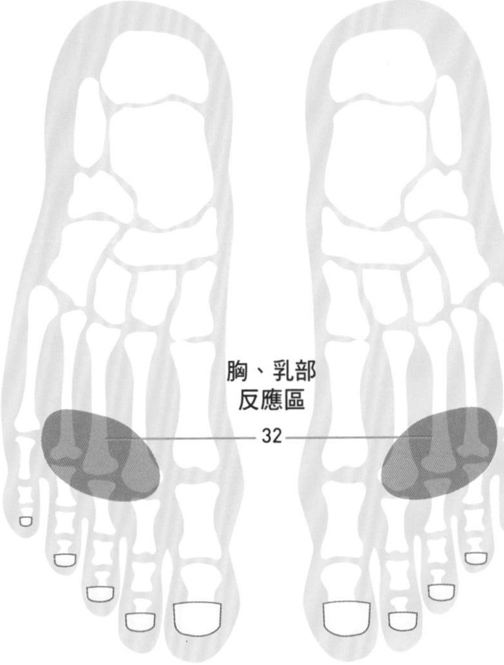

的反應區。

適用症：乳癌、乳腺炎、乳腺阻塞、乳腺纖維囊腫、胸悶、胸部位置的病變。

FJM施作手法：以徒手操作；運用拇指推法、或腳背扇形推法，在腳背順第二、三，及三、四中足骨骨縫由下往上或由上往下，溫柔的推或拉施作，使反應物逐漸軟化消散。不可持棒操作。

病理反應現象：如起司片般的油膩腫脹，表示淋巴或乳腺阻塞；芝麻粒狀的反應物，表示可能有乳腺纖維囊腫；出現小硬塊狀反應物，經過連續一星期接受FJM師傅施作後，反應物仍然沒有變化者，可能有腫瘤現象，建議給醫生詳細檢查。

編號
33

內耳迷路（Labyrinth）反應區

內耳位於顳骨空腔中，包括：耳蝸、前庭和半規管。前庭系統負責平衡感與空間感，發生異常時可導致暈眩等問題。耳蝸屬聽覺系統部分，負責將來自外耳和中耳的聲音振動，轉換為神經信號傳遞給大腦。半規管和控制身體姿勢維持平衡感有關。容易頭暈或暈車與平衡感弱的人，在此反應區有明顯反應現象。

五行：屬水

反應區圖顏色：黑色系。

反應區位置：腳背四、五中足骨遠心端二分之一處的骨縫隙處。

適用症：眩暈、暈車、聽功能受損、平衡功能受損。

FJM施作手法：以徒手操作；運用拇指尖推法，由腳背順第四、五中足骨骨縫向下順推，使反應物逐漸軟化消散。不可持棒操作。

病理反應現象：有起司狀、氣泡狀的腫脹感，以及有敏感痛覺等。正在暈車暈船者反應特別敏感。

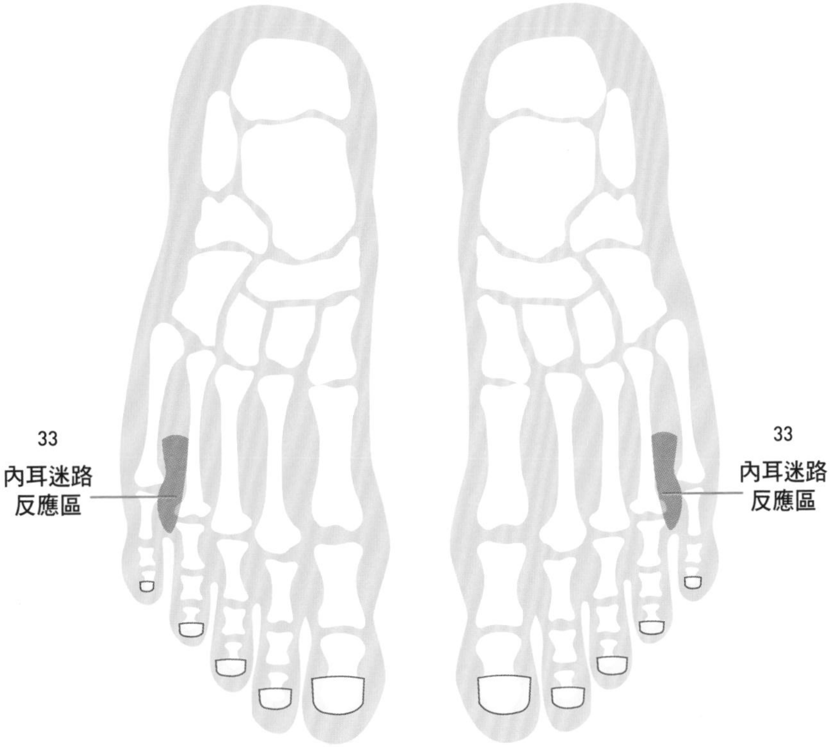
33
內耳迷路
反應區
33
內耳迷路
反應區

編號
34

肩胛骨（Scapula）反應區

一般人所謂的「膏肓痛」，即為本反應區。肩胛骨位於胸廓的後面第二至七肋骨之間，是三角形扁骨，與鎖骨和肱骨構成肩關節。由於這個部位缺乏強而有力的肌腱支撐固定，如果經常重覆使用相同部位的肌肉，或肩膀長期處於緊繃的狀態，導致上背部筋膜發炎、疼痛，肌肉磨損受傷等症狀。緩解這些疼痛時，也必須處理本反應區。

五行：屬水

反應區圖顏色：黑色系

反應區位置：腳背肩關節反應區旁第四、第五中足骨間，由遠心端向第三楔狀骨與立方骨前的隙縫。

適用症：肩痠、肩關節硬化、肩無力、肩頸背症候群。

FJM施作手法：以徒手操作；運用拇指尖推法，於腳背順第四、五中足骨

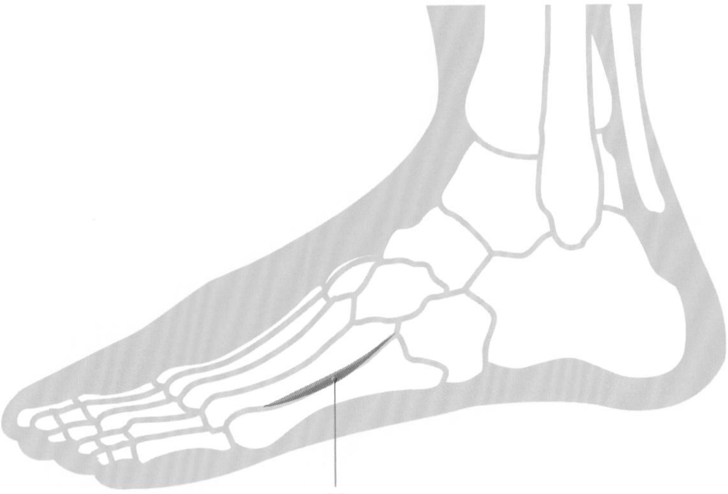

骨縫，往上推或往下拉。腳背上肉少，用指腹前端側邊向腳踝方向推，向第四趾骨方向施力，不宜橫撥以免傷到腳筋或骨膜。不可持棒操作。

病理反應現象：腫脹及敏感的痛覺。

編號 35

橫隔膜（Thoracic Diaphragm）反應區

橫隔膜分隔胸腔和腹腔。橫隔膜能幫助肺呼吸，通過橫膈膜的一張一弛，幫助肺吸入及呼出氣體。嬰兒呼吸時只會看到腹部的起伏（腹式呼吸），這就是橫隔膜的作用。橫隔膜也以增加腹壓的方式協助排便或嘔吐。此外「打嗝」也是因為橫隔膜受刺激後，引起不自主地收縮，伴隨聲門突然關閉，發出一種特別的短促聲響。

人處在情緒緊張、焦慮等不安時容易引發打嗝。其他如：吃太快、太多，喝太多汽水或酒精性飲料，吃太熱或太冷的食物，服用阿司匹林等易冒泡的藥物，胃部脹氣等等也是誘發打嗝的原因。按壓本反應區能有效緩解打嗝。

五行：屬土

反應區圖顏色：**黃色**

反應區位置：腳底及腳背，第一中足骨內側二分之一處到第五中足骨外側二分之一處，成一弧線。

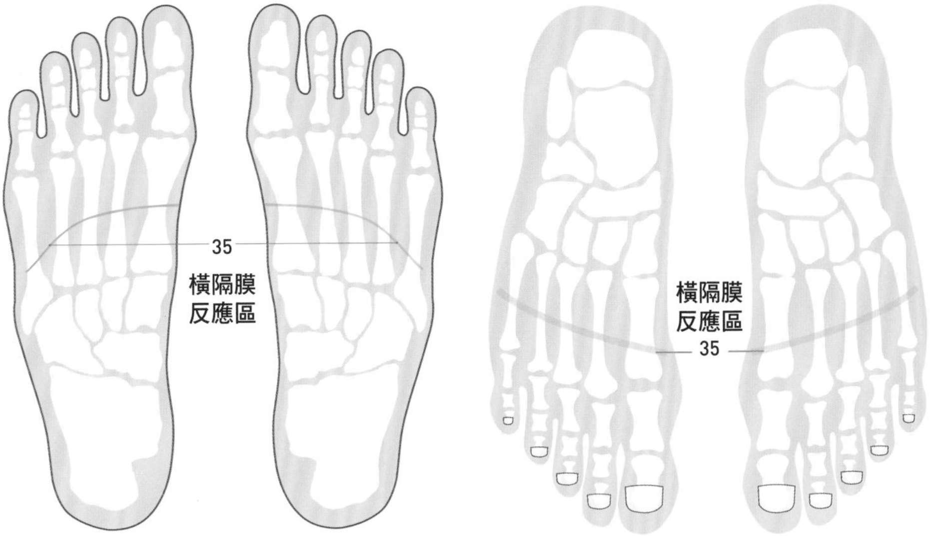

適用症：打嗝不停、呼吸困難、胸痛、有關橫隔膜的病變，以及因腹脹引起的心跳加快。

FJM施作手法：用徒手操作；以拇指指腹推法。順著中足骨方向，沿著曲線狀的反應區操做。採順手方向由下往上或由上往下推；不宜橫撥以免傷腳筋或骨膜。不可使用操作棒。

病理反應現象：沿反應區曲線有敏感痛覺。

編號
36

肋骨（Ribs）反應區

人體的肋骨共有十二對，左右對稱，與胸椎、胸骨構成胸廓成籠狀，中間為胸腔。其功能在於保護胸腔內部的肺臟、心臟等器官。上部的一到七對肋骨通過肋軟骨直接與胸骨相連，這些肋骨被稱做「真肋」。往下的八到十對肋骨前端與各個上位的肋軟骨相結合形成肋弓，被稱為「假肋」。最後的十一和十二對前端游離於腹腔壁，被稱為「浮肋」。肋骨骨折會有強烈的刺痛感，尤其在呼吸、舉高手臂等牽動到胸部的動作時特別劇烈，必須到醫院照胸部X光檢查。

五行：屬水

反應區圖顏色：黑色系

反應區位置：腳背二、三、四、五中足骨圍成的反應區。

適用症：肋骨骨折、肋間神經痛。

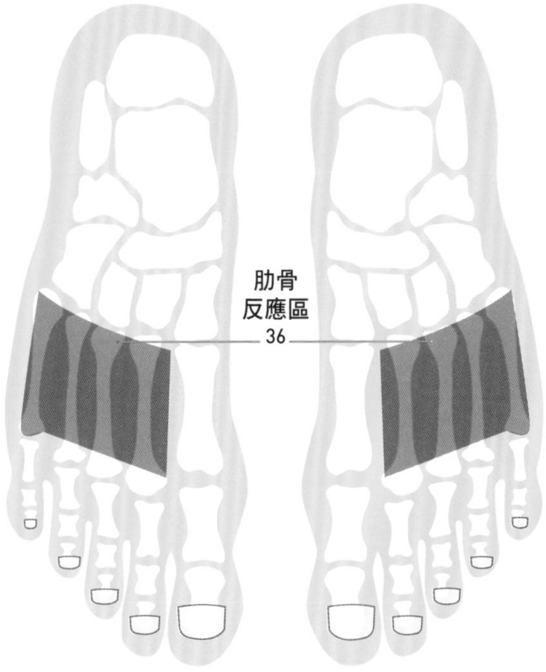

FJM施作手法：以徒手操作，運用拇指順推或夾拉法；拇指指腹由二、三、四、五中足骨骨縫由遠心端推向近心端，或由近心端往遠心端用挾拉法。不可使用操作棒。

病理反應現象：細沙粒、起司狀腫脹或敏感的痛覺。

編號
37

腰痛點 Waist,hips（referredpain）反應區

ＦＪＭ操作手法中，並沒有針對腰痛點施作的動作。在實做經驗中，腰挫傷或扭傷者，在本反應區會有敏感痛覺，但必須配合腰椎反應區施作才會產生效果。

五行：屬火。

反應區圖顏色：紅色系。

反應區位置：腳背第一、第二楔狀骨與舟狀骨交會處的凹縫，以及舟狀骨、立方骨和跟骨交會凹陷處。

適用症：腰痛、腰痠、閃到腰。

ＦＪＭ施作手法：以徒手操作；運用拇指按壓法；找到施作點後，運用拇指尖定點按壓，並配合腰椎反應區施作。

病理反應現象：敏感痠痛感。

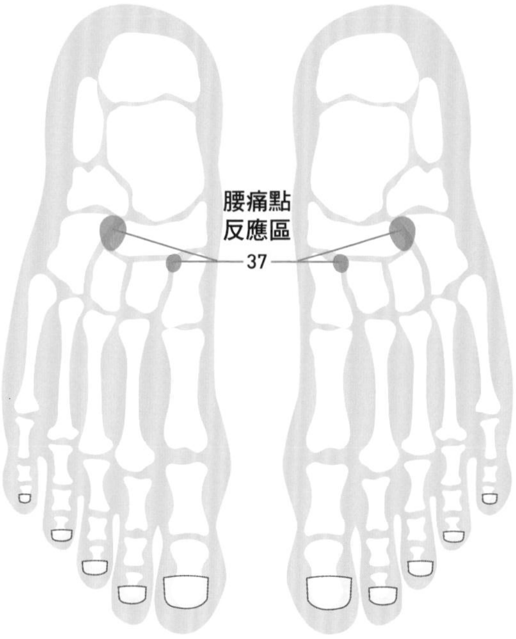
腰痛點
反應區
37

編號
38

斜方肌（Trapezius）反應區

斜方肌是將頭部和肩膀向後拉的背部肌肉。兩塊斜方肌從脊椎和頭部枕骨，經過背部和肩部連接到肩胛骨和鎖骨。他們可使頭部抬起和傾斜，並使雙肩抬起或穩定。兩塊肌肉於頸、肩、背部成斜方形由此得名。

肩、頸與頭疼的不適，經由斜方肌反應區的處理可獲得緩解。有時斜方肌部位的疼痛是下頸椎、上胸椎有症狀時的反射痛；而手臂部的疼痛也可能使斜方肌發生代償性的疼痛。因此，肩、頸部位的不舒服需要整體性的考量，而本反應區往往是重要的處理位置之一。

五行：屬土。

反應區圖顏色：黃色系。

反應區位置：腳底大拇趾基節上半段，與二、三、四、五趾基節下半段與中足骨上端圍成的反應區。

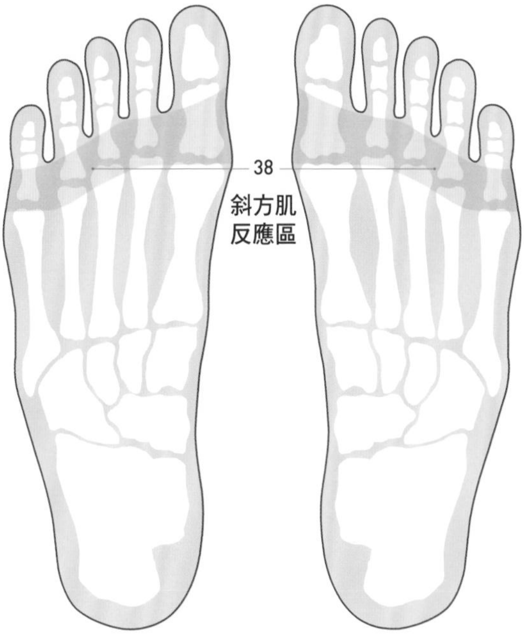

適用症：落枕、肩頸痠痛、背痠、背部抽痛、肩背僵硬、頭部暈疼。

FJM施作手法：先以操作棒操作骨縫位置，再以徒手操作基節趾骨位置。

●持棒操作：沾油提棒，由趾骨與中足骨關節處沿骨縫向上提拉至趾縫止。

●徒手操作：以拇指指腹由腳趾基節關節下方推向趾根處，以做滿整個反應區為原則。

病理反應現象：細碎氣泡感或大範圍塊狀反應物、腫脹感、敏感痛覺。

編號 39

肺（Lung）反應區

肺位於胸腔內，是胸骨、肋骨與脊椎包圍而成的區域。分為左肺與右肺，由左、右支氣管連接於氣管，肺內包含：細支氣管、肺泡管、肺泡、血管及淋巴管等。左肺分為上葉及下葉；右肺分為上葉、中葉及下葉。

肺是氣體的交換場所，由延腦的呼吸中樞，調節肋間肌與橫膈膜進行吸氣與呼氣。長期吸煙、二手煙、廚房油煙，以及現今生活環境中的空氣汙染、有毒氣體排放、新冠病毒（如COVID-19）等問題，也使得肺部容易出現問題。中醫學認為悲傷的情緒是導致肺氣失調的原因之一，從而出現喘逆、咳嗽、小便不順或便祕等現象。

五行：屬金。

反應區圖顏色：白色。

反應區位置：腳底第二、三、四、五中足骨，遠心端二分之一處所圍成的反應區，反應圖上斜線部分為感冒時痰多敏感區。

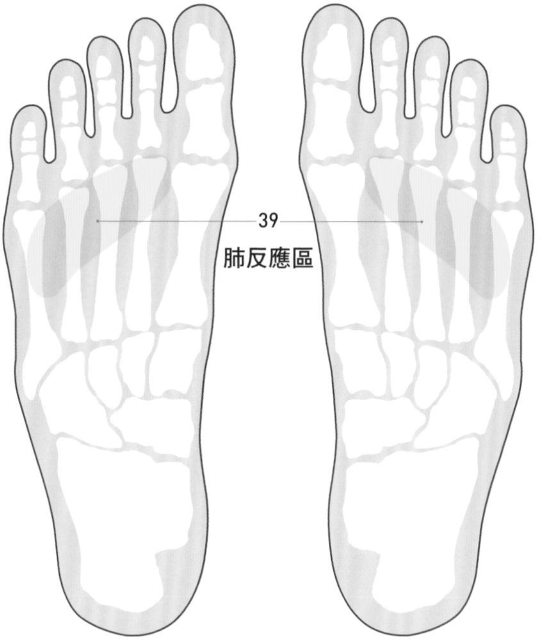

適用症：祛咳、化痰、感冒、氣喘、肺炎、肺癌等與肺有關的疾患。

FJM施作手法：以提棒或徒手方式，在反應區由下往上拉、推，務必做滿。

- **持棒操作：**沾油用提棒拉法。一棒挨著一棒，在反應區由下往上拉至中足骨遠心端凹處離棒。
- **徒手操作：**運用拇指推法使病理反應現象逐漸消失。

病理反應現象：小氣泡狀、腫塊或如整片的厚起司狀。

編號
40

心(Heart)反應區

心臟位於胸腔內近中央偏左，左右接著肺部。中醫學認為心主血脈及神志，意思是說心氣的功能表現包括：血液的狀況，心臟搏動的強弱、頻率、節律和心臟傳導、氣血循環情況等心血管系統的功能表現，甚至人的精神活動也和心氣的功能表現有關。現代醫學讓我們更清楚瞭解，經由交感神經及副交感神經的作用，能調整心跳的快慢。心臟的內分泌功能，會經由排尿作用減少靜脈血液的回流，使得心臟輸出血液的量減少，進而使得血壓下降，及人體內水的平衡。

五行：屬火。

反應區圖顏色：紅色系。

反應區位置：左腳腳底第四中足骨遠心端三分之一處，可能觸及第三、五中足骨。

適用症：中風、水腫患者、心臟相關症狀、手腳冰冷、精神萎靡、神經失常。

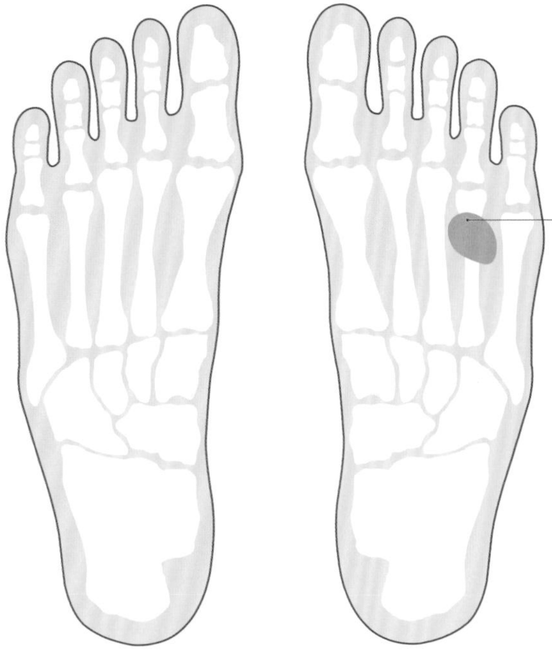

ＦＪＭ施作手法：會與肺反應區同時以提棒操作，加強時以橫棒推法或拇指推法。

●**持棒操作：**沾油用推法，先從第四中足骨中段及兩側骨縫往遠心端推，最後自然被擋住而停止的地方。

●**徒手操作：**運用拇指推法使病理反應現象逐漸消失。

病理反應現象：心臟功能不正常者，容易有壓痛感；出現小顆粒和硬塊狀反應物，要注意是否有器質性問題。

編號
41

賁門（Cardia）反應區

賁門是食道和胃的接口部分，周圍環繞著一層括約肌，屬於胃的一部分。所謂胃食道逆流是指：胃裡的食物及胃酸向上逆流至食道、咽喉，甚至是鼻腔，引發所謂的「火燒心」、喉嚨痛腫等等症狀，會嚴重影響生活與工作。

發生的原因是此處的食道下段括約肌，無法收緊賁門所致；但若賁門痙攣失去弛緩作用，吞嚥時無法及時鬆弛，會造成吞嚥困難和食道擴大等症狀。

五行：屬土。

反應區圖顏色：黃色系。

反應區位置：左腳腳底第一、第二中足骨中間段處，與胃反應區相交的地方。約在橫隔膜反應區曲線的下緣。

適用症：嘔吐、進食困難、胃食道逆流。

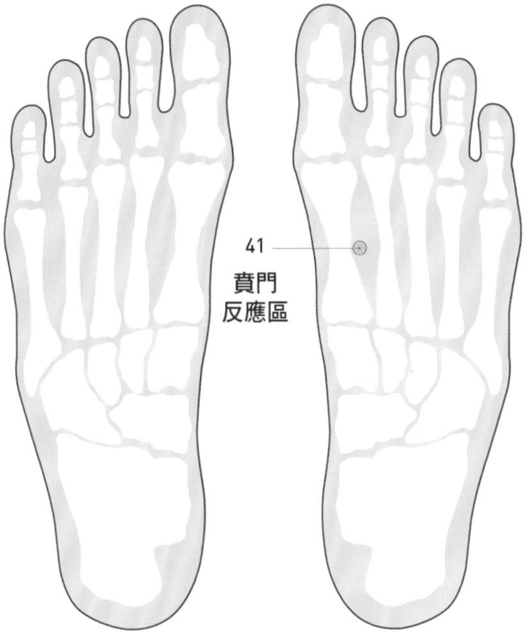

FJM施作手法：

●**持棒操作：**沾油時由下往上用推法，或可用定點扣法。

●**徒手操作：**運用拇指推法。

病理反應現象：敏感的點狀針刺痛覺。

編號
42

胃（左腳）（Stomach–left）反應區

胃位於上腹部，具有一定的消化功能，但吸收的功能很小。胃的入口稱為賁門，胃的出口為幽門，食物約需二至四小時，才能由胃送到十二指腸。胃分泌蛋白酶和胃酸，蛋白酶可初步消化蛋白質；胃酸用於殺死的細菌。最常見關於胃的疾病是：胃發炎、胃潰瘍，最嚴重的是胃癌。胃部的疾病常和高度精神緊張、用餐不正常等有重大關聯性，因此，保持良好的生活習慣及精神的愉悅，是保持胃部健康的要點。

五行：屬土

反應區圖顏色：黃色系。

反應區位置：左腳腳底第一、第二中足骨近心端二分之一處與楔狀骨相交關節處，約一拇趾大小區域。

適用症：胃部痙攣痛、消化不良、胃食道逆流、與胃相關的各種症狀。

FJM施作手法：橫棒推法、拇指推法。

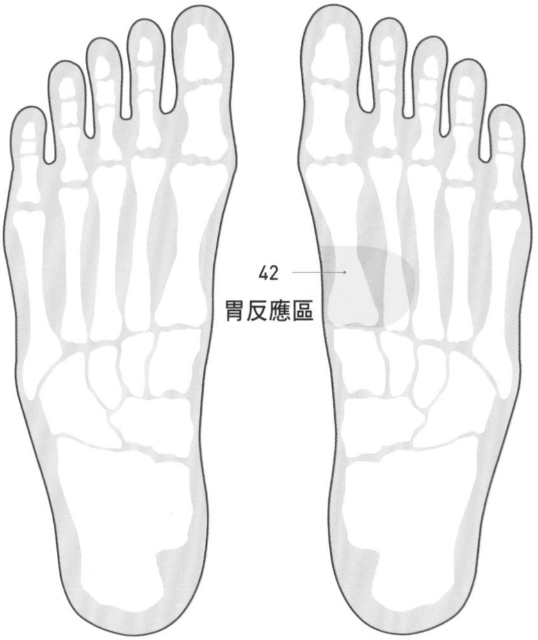

●**持棒操作：**沾油用推法。反應物較硬時於周邊用定點扣壓，使反應物逐漸軟化消散。

●**徒手操作：**運用拇指推法。

病理反應現象：條索狀、硬塊狀或腫脹的反應物。

編號
43

胰臟（左腳）（Pancreas–left）反應區

位於胃的背側，第一、第二腰椎腹側上的腹膜後方，扁平細長，頭部厚且寬。胰臟會分泌消化液（胰液），經胰管流入十二指腸，消化食物中的蛋白質、脂肪和碳水化合物，以及中和胃酸。

胰臟同時也會分泌胰島素、升糖素等荷爾蒙。胰島素會使葡萄糖被肌肉及其他組織吸收，以降低血糖值；升糖素可促進肝臟的血糖分解，提高血糖值。胰島素和升糖素互相反饋，控制血糖穩定在一個小的範圍內。胰臟頭（反應區在右腳）位於十二指腸彎內，胰臟體（反應區在左腳）胰尾延伸到脾。

五行：屬水。

反應區圖顏色：黑色系

反應區位置：左腳腳底中足骨與楔狀骨相交關節處，延伸至第三中足骨近心端之橫帶狀反應區，被胃和十二指腸反應區覆蓋，是較深層的反應區。

適用症：醣類、蛋白質、脂肪的代謝功能失調等疾病，如：糖尿病，以及各

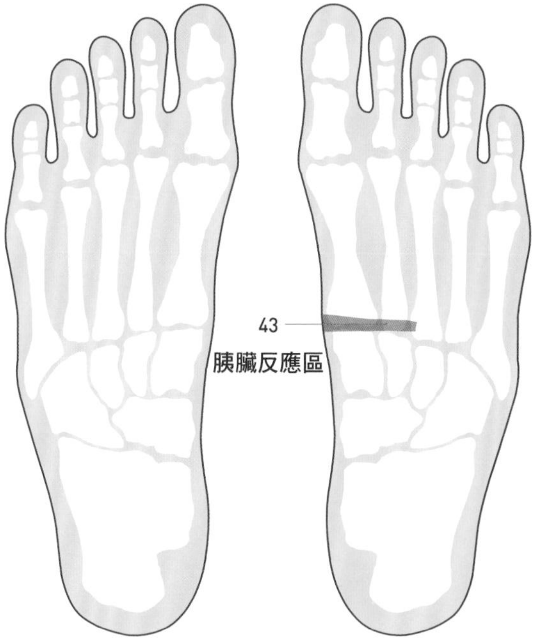

種和胰臟相關病變。

FJM施作手法：橫棒推法、拇指推法。

●持棒操作：沾油用推法，以天主之愛沉棒手法，方能較深層處理反應物，順肌肉紋理做順向操作不要橫拉，以免傷及筋膜及肌腱。

●徒操作手：運用拇指推法。通常和胃及十二指腸反應區同時操作。反應物較硬時先在周邊用扣壓，再逐次向硬塊中央扣壓，使反應物逐漸軟化消散。

病理反應現象：條索狀、硬塊狀反應物。在胃、十二指腸反應區之間若有敏感痛覺、腫塊、條狀反應物時，可能胰臟發生功能性問題。

編號
44

十二指腸（左腳）（Duodenum-left）反應區

十二指腸位於胃的幽門之後，是重要的消化器官。長度約有橫向並排的十二根指頭，所以稱「十二指腸」。幽門螺旋桿菌是常見於十二指腸的細菌感染，嚴重者易導致十二指腸潰瘍。胃潰瘍、十二指腸潰瘍是國人常見的腸胃疾病。胃潰瘍通常是飯後痛；而十二指腸潰瘍則是飢餓時特別不舒服。除了幽門螺旋桿菌感染外，生活習慣不良、飲食不正常、口味重、容易生氣、壓力大、常緊張，或服用阿司匹林、類固醇，以及非類固醇消炎藥等，都容易誘發十二指腸潰瘍。

五行：屬火。

反應區圖顏色：紅色。

反應區位置：左腳腳底第一、第二楔狀骨遠心端二分之一處，與中足骨接縫區。

適用症：十二指腸潰瘍、膽結石、肝膽病、腹脹、腹痛、消化不良、食慾不振、十二指腸腫大、胃潰瘍。

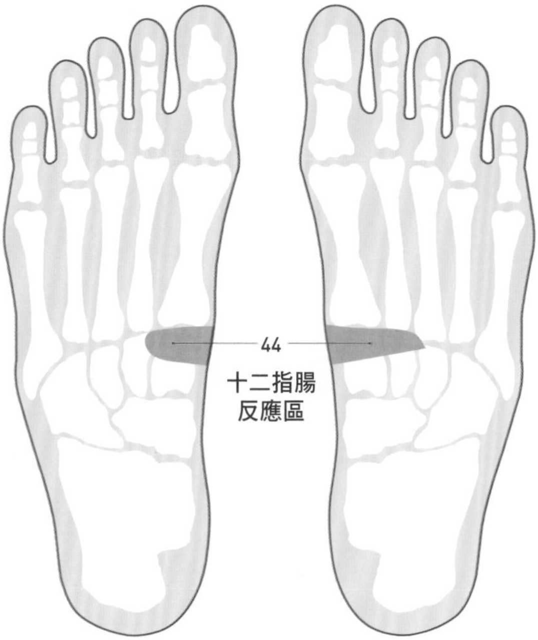

FJM施作手法

●**持棒操作：**沾油推法。由下往上或由上往下順手為宜，但不可一來一回操作。

●**徒手操作：**運用拇指推法。反應物較硬時先在周邊用定點扣壓，再逐次向硬塊中央扣壓，使反應物逐漸軟化消散。

病理反應現象：腫脹、塊狀或條索狀反應物。

編號
45

腎臟（Kidney）反應區

腎臟成對，位於背側約第十一胸椎與第三腰椎中間，右腎稍低一些。腎過濾血液中的廢物，維持體液和電解質的平衡，以產生尿液的方式，排除體內過多水分及代謝的廢物。在生理上，腎臟主要會影響血流量、血液組成、血壓調節、骨骼發育，並有代謝功能。腎臟分泌的荷爾蒙主要有：血管活性荷爾蒙和腎素、攝護腺素、激肽類物質，以調節腎內外血管舒張與收縮；又能生成維生素D3及紅細胞生成素等。中醫學認為腎為先天之本，腎藏精、主水、主納氣、主骨、主生殖，與人的生長、發育、衰老及生殖能力有密切關係。

五行：屬水。

反應區圖顏色：黑色。

反應區位置：腳第三中足骨近心端向內側延伸，反應區約小拇指腹大小。由於腎臟除了三個主要的管道（腎動脈、靜脈，輸尿管）連接，沒有其他的結締組織固定它在體內的相對位置，因此部分老年人或少數曾受外力撞擊者，

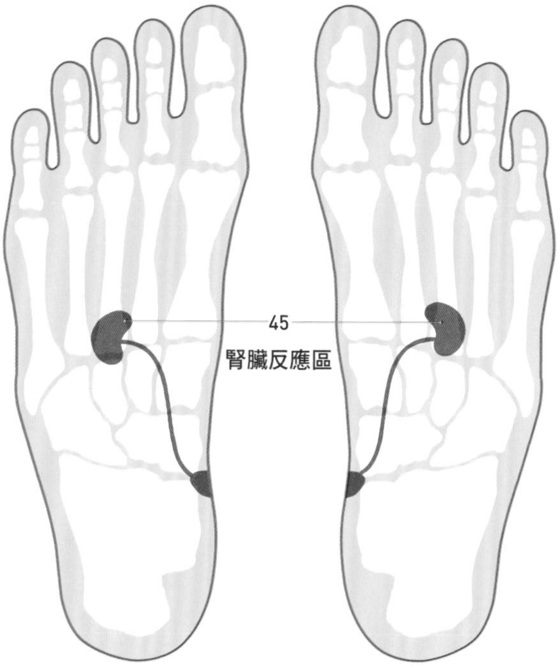

腎臟的位置會向下位移；其於腳底的反應區也會向下方位移。要特別注意！

適用症：腳部水腫、氣喘、肺氣腫、泌尿系統疾患，以及所有和腎相關的各種症狀。

FJM施作手法：橫棒推法，拇指推法，與腎上腺反應區一起操作。

●**持棒操作：**一般只在整體施作時，沾油用推法施作本反應區。很少在加強時持操作棒施作本反應區。不可在被服務者緊張而將腳底向後張時，以操作棒猛力扣壓反應區，以免傷到筋膜或肌腱。

●**徒手操作：**運用拇指推法。由下往上或由上往下皆可。

病理反應現象：小水泡，或起司狀腫塊可能表示腎功能退化的問題；小顆粒狀可能有結石；腎臟病變可能在反應區外觀出現顏色異常，如：瘀斑、片狀色素；敏感的痛通常表示機能不正常；反應區柔軟沒有彈性也沒有痛覺，可能表示腎臟萎縮或功能消失。

編號 46

腎上腺（Adrenal gland）反應區

腎上腺分別位於左、右腎的上方，是重要的內分泌腺。腎上腺分皮質及髓質兩部分。皮質分泌的皮質醇，調節身體電解質和鹽、糖、脂肪及蛋白質的代謝。而髓質主要分泌腎上腺素，影響整個交感神經系統所支配的器官，例如能使心臟收縮力上升；心臟、肝、和筋骨的血管擴張；皮膚、黏膜的血管縮小；鬆弛支氣管等。因此，腎上腺素常被用在急救時刺激心臟，及氣管擴張之用。此外，人的情緒如果長期處在神經緊張、壓力、生病、不受尊敬或寂寞的感受等，也會讓腎上腺必須加倍工作，對腎上腺的功能有害，不利健康。

五行：屬水。

反應區圖顏色：黑色。

反應區位置：腳底第二、第三中足骨近心端四分之一的縫隙中，偏向第二中足骨，緊貼於腎臟反應區的上方。

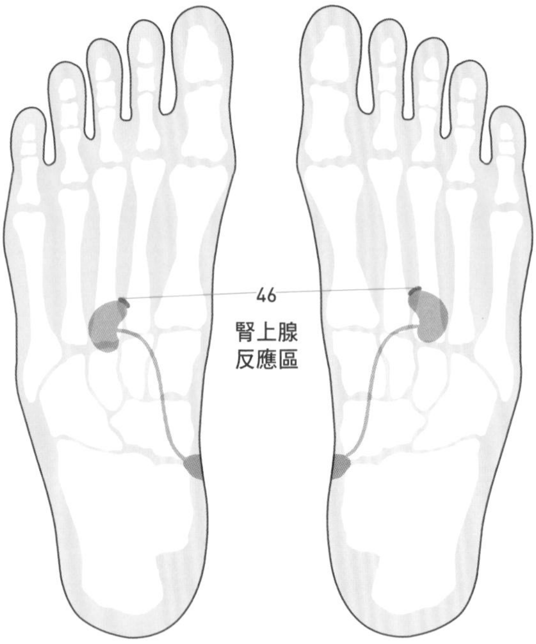

適用症：腎上腺荷爾蒙分泌不正常所產生的各種病症，心律不整、風濕性關節炎；也可用於發炎、發燒、疼痛、咳喘、過敏、休克等症。

FJM施作手法：以持棒操作；用推法與腎臟反應區一起操作，或以天主之愛點按。

病理反應現象：敏感的刺痛感覺。

編號
47

脾（Spleen）反應區

脾臟位於腹腔的左上方，胰臟的尾側。脾是人體最大的淋巴器官，其功能為貯存血液、過濾血液、去除細菌，能製造淋巴球、抗體，及儲存免疫細胞。在發育早期，脾臟有造血功能，當紅骨髓開始製造血球後，脾即逐漸喪失造血功能，但脾內仍有少量造血幹細胞，當人體嚴重缺血或出現嚴重造血障礙時，脾可恢復造血功能。

中醫學認為脾主肉，意即發育不良，是脾功能不佳的原因。人體生長、發育所需的營養，是靠脾胃的消化吸收並且運送到人體各部位，是生化之源，所以稱脾胃為後天之本。脾的功能為統攝血液，使血液正常運行於經脈中。脾氣虛，血液溢於脈外，就會引起各種出血疾患。

五行：屬土。

反應區圖顏色：黃色。

反應區位置：左腳腳底第四中足骨近心端三分之一處，如腰果狀，緊鄰腎臟

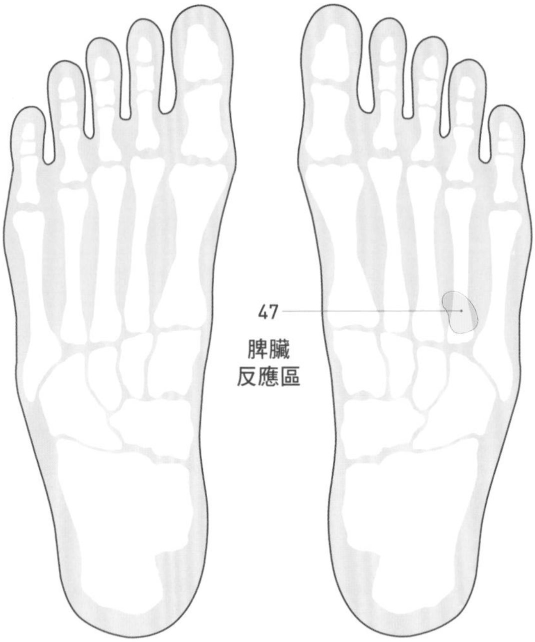

反應區的外側。

適用症：發燒、發炎、食慾不振、消化不良、腹瀉、內臟下垂、脾腫大、增強免疫力，以及各種出血及與血液有關的症狀。

FJM施作手法：橫棒推法，拇指推法。

●持棒操作：用推法或點扣法使病理反應現象逐漸消散。

●徒手操作：運用拇指推法。

病理反應現象：硬塊狀反應物，或腫脹且有痠痛感。

編號
48

腹腔神經叢（Celiac plexus）反應區

神經叢是許多條神經在一個區域內彼此交會、分支而稱之。腹部神經非常豐富，位於腹腔各器官的周圍，以調控腹腔各臟器、腹壁、腹膜的運作。支配各臟器的交感神經和副交感神經，延伸到腹部的神經節，支配腹腔內各器官組織的功能，彼此交錯成神經網絡，在腹腔內形成了很多神經叢，總稱之為「腹腔神經叢」。

五行：屬水。

反應區圖顏色：黑色（虛線包圍區域）

反應區位置：腳底上自中足骨二分之一處，下至第一楔狀骨與舟狀骨交會處，所畫成的橢圓形反應區。腎上腺反應區周圍較為敏感。

適用症：所有腹部的不適包括：脹氣、腹瀉、腸胃痙攣、打嗝不止、神經腸胃炎等。能調節腹腔的自律神經，以及臟腑機能。

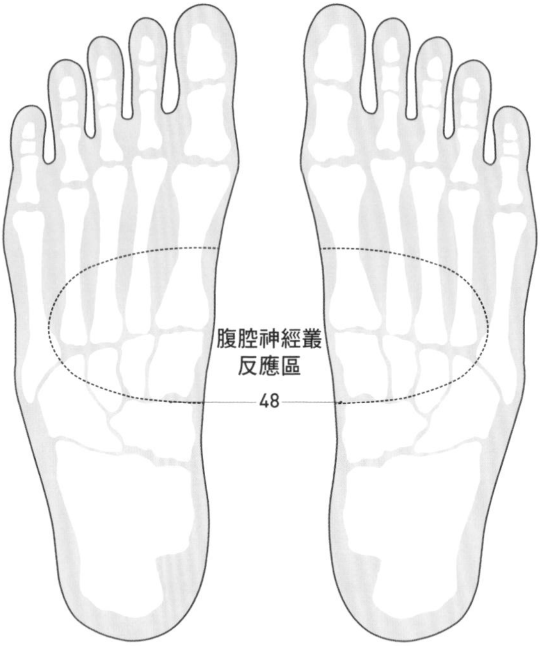

FJM施作手法：橫棒推法，拇指推法。

●**持棒操作：**沾油由下往上用推法，在反應區以較輕、快的手法操作。

●**徒手操作：**運用拇指推法，以較快的手法在反應區操作。

病理反應現象：整個反應區域都有痠痛感。

編號
49

胃（右腳）（Stomach–right）反應區

右腳胃的反應區，反射的部位是胃出口的幽門前庭部位的狀況。食物進入胃之後，胃內壓逐漸升高，把食糜間斷地推出幽門進入十二指腸。幽門括約肌能防止十二指腸內容物逆流入胃。水只需十分鐘就可從胃內完全排空；醣類食物約需二小時以上；蛋白質排空較慢；脂肪更慢，混合性食物需四至五小時。心情愉快、工作適度，可促進胃的活動，使消化作用順利進行。情緒惡劣、身心痛苦、過度疲勞和緊張，都會影響胃的消化功能。

五行：屬土。

反應區圖顏色：黃色。

反應區位置：右腳腳底第一中足骨近心端二分之一處，向第二中足骨近心端延伸。

適用症：嘔吐、胃痛等與胃相關的症狀。

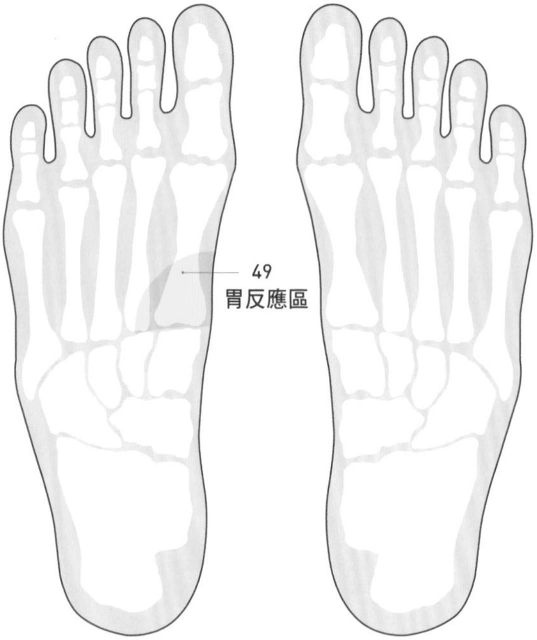

FJM施作手法：橫棒推法，拇指推法。

●**持棒操作：**沾油由下往上用推法，反應物較硬時先在周邊用定點扣壓，再逐次向硬塊中央扣壓，使反應物逐漸軟化消散。

●**徒手操作：**運用拇指推法。

病理反應現象：硬塊狀或腫脹，反應物愈硬，表示病程越久。

編號
50

幽門（Pylorus）反應區

幽門位於胃和十二指腸的連接處，食物與胃液互相混合後成食糜，經幽門送入十二指腸，由幽門的括約肌控制食糜的進入，同時防止已進入十二指腸的食糜逆流回胃。幽門螺旋桿菌是幽門常見的感染病菌，它會引起胃黏膜輕微的慢性發炎，和胃腸疾病的發生息息相關。處理幽門螺旋桿菌要聽從醫囑，切勿自行停藥。

五行：屬土。

反應區圖顏色：黃色。

反應區位置：右腳腳底第二中足骨近心端內側一個小區域。上接胃、下接十二指腸反應區。

適用症：幽門狹窄症、嘔吐、胃部相關症狀。

FJM操作手法：以持棒操作，沾油用橫棒推法。通常和胃、十二指腸反應區同時操作。特別處理幽門反應區時，以定點扣壓。

病理反應現象：有相關病變時會有敏感刺痛感覺。

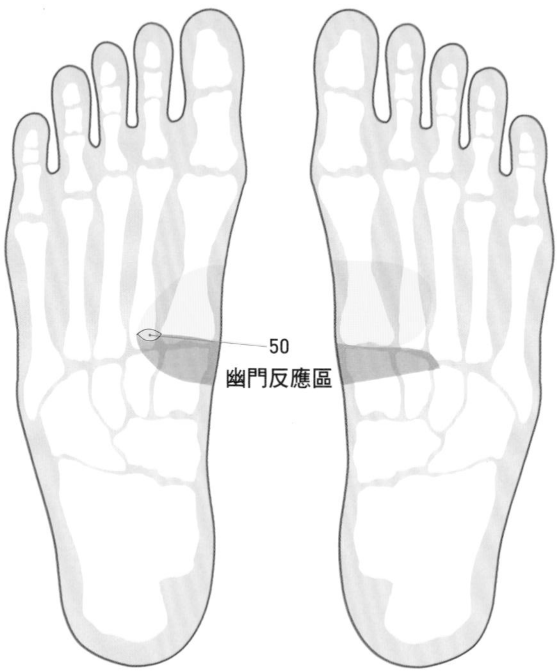
50
幽門反應區

編號
51

胰臟頭（右腳）（Pancreas-right）反應區

胰臟是躲在腹腔後部沉默的器官，擔負著分泌多數消化液及調節腸胃道內分泌的功能。胰臟頭被呈C字型彎曲的十二指腸所環抱著。當胰臟腫瘤引發上腹部疼痛時，很容易被忽略罹癌的可能；而一旦出現長期腹痛、黃疸等症狀，通常已經是胰臟癌末期。胰臟癌的其他症狀還包括：背痛、體重銳減、食慾不振、噁心、嘔吐、疲倦、發燒等現象，晚期病患可能會在上腹部摸到堅硬的腫塊，當病情嚴重時，還會排出灰白便及形成腹水。

五行：屬水。

反應區圖顏色：黑色系

反應區位置：右腳腳底第一中足骨與楔狀骨相交關節處，由腳內側到十二指腸彎曲部，約拇指大小為胰臟頭反應區。胰臟反應區被胃和十二指腸反應區所覆蓋，是較深層的反應區。

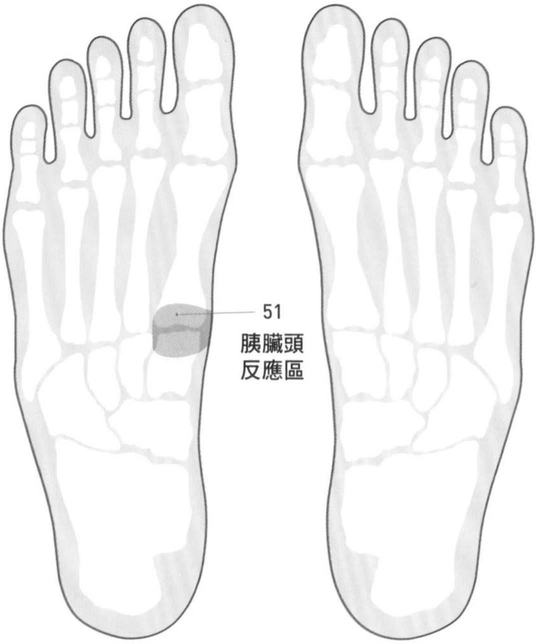

適用症：醣類、蛋白質、脂肪的代謝功能失調等疾病，如：糖尿病及各種和胰臟相關病變。

FJM施作手法：以天主之愛沉棒手法，在較深層處理反應物。

●**持棒操作：**沾油用推法，通常和胃及十二指腸反應區同時操作。反應物較硬時用扣壓，使反應物逐漸軟化消散。

●**徒手操作：**運用拇指推法。

病理反應現象：條索狀、硬塊狀反應物。在胃、十二指腸反應區之間若有敏感痛覺、腫塊、結節，要擔心是否有胰臟病變。

編號
52

十二指腸（右腳）（Duodenum-right）反應區

在右腳十二指腸的反應區，反射十二指腸上段和中段部位的狀況。膽汁和胰液在此處加入消化和分解食物的行列。食糜由胃進入十二指腸，刺激十二指腸黏膜細胞，分泌激素抑制胃的蠕動，並使胃液分泌減少，食物在胃的時間加長，使人有飽足感。吃飯細嚼慢嚥，有助消化吸收，又可預防吃太多，有減肥的效果。

五行：屬火

反應區圖顏色：紅色。

反應區位置：右腳腳底第二中足骨近心端向下加一橫食指，大概在第一楔狀骨遠心端二分之一處。上接幽門，半環抱著胰臟頭，和胰臟頭下半部重疊。

適用症：膽結石、肝膽病、腹脹、腹痛、消化不良、食慾不振、胃潰瘍，以及和十二指腸相關的病變。

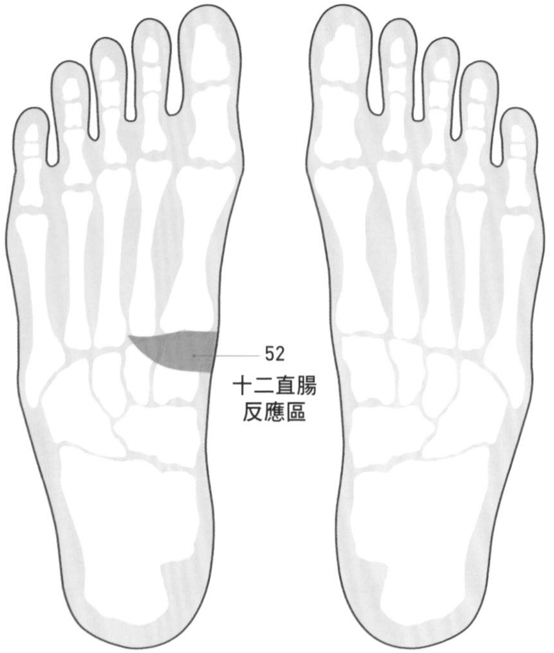

FJM施作手法：橫棒推法、拇指推法。

●持棒操作：沾油用推法。通常和胃反應區一起由下往上操作。

●徒手操作：運用拇指推法。

病理反應現象：條索狀、塊狀反應物。

編號 53

膽（Gallbladder）反應區

膽囊位於右方肋骨後，肝臟下方的類似囊袋構造，能濃縮和儲存膽汁，並配合攝取脂肪類食物的時間送到十二指腸。膽結石是常見的膽囊病症，是一種與膽汁有關的消化道疾病。有經驗的FJM師傅，能在膽囊被摘除者的腳底膽反應區，運棒時察覺陷落感。中醫學認為膽氣正常，可防禦和消除驚懼恐怖的情緒刺激，對身體所產生的不良影響，以維持和控制人體氣血的正常運行。

五行：屬木。

反應區圖顏色：綠色。

反應區位置：右腳底第三、第四中足骨間近心端，如黃豆大小反應區，在右腎反應區的外側。

適用症：黃疸、膽結石及與膽相關的病變。

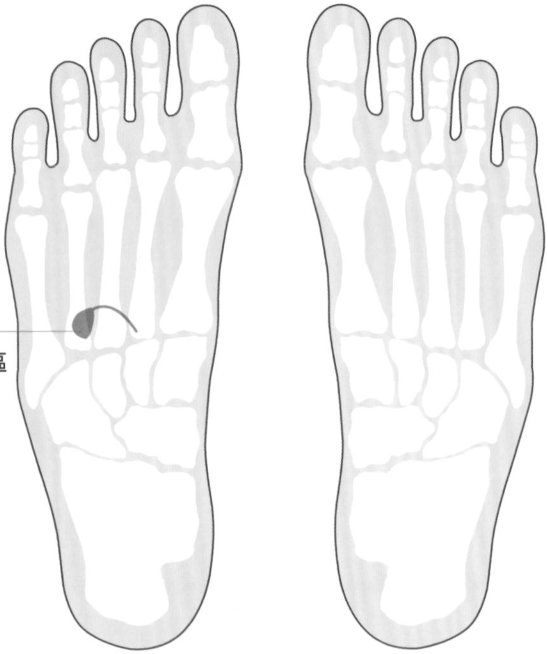

FJM施作手法：橫棒推法、拇指推法。

●**持棒操作：**沾油用推法或定點扣壓，使病理反應現象逐漸消失。

●**徒手操作：**運用拇指推法。

病理反應現象：腫塊並有敏感痛覺。

編號 54

肝（Liver）反應區

肝臟是人體最大的內臟器官，緊貼著橫隔膜下方，占滿右上腹部。肝臟生產肝汁，製造肝糖，並處理體內的廢物，分解體內的毒性物質。肝還有儲血的功能，在身體需要時用來調節血量。肝臟有病變時，會引起內分泌失調，導致雌性激素增加，讓皮膚血管充血，引起如：蜘蛛痣、肝掌（手掌上大、小魚際泛紅）的現象，這也是讓我們從外觀上注意肝是否正常的線索。但部分青春期或懷孕者，也可能會出現上述狀況。

中醫學認為肝能調節血量，其疏瀉功能和人體的情緒、消化機能的運輸轉化、血氣的散精作用（營養精華佈散到全身的作用）、膽汁的排泄有關；肝氣的鬱滯會影響氣血的流通而產生疼痛，也會引起婦女的經血失調。肝主筋，其功能狀況可由指甲的榮枯變化反映出來。

五行：屬木

反應區圖顏色：綠色。

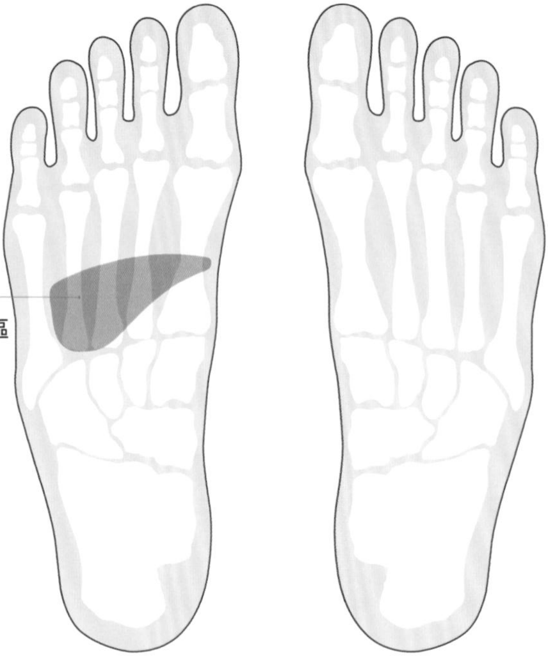

反應區位置：右腳腳底二、三、四中足骨近心端二分之一高，向右延伸至第一中足骨二分之一處，沿腹腔神經叢虛線，斜向外側下延伸至第四中足骨近心端。

適用症：失眠、心煩氣燥、內分泌失調，以及與肝相關的各種病變。

FJM施作手法：橫棒推法或拇指推法。加強時通常在本反應區二、三骨縫間施作。

●**持棒操作：**使用天主之愛沉棒手法由下往上推棒，使病理反應現象逐漸消失。

●**徒手操作：**運用拇指推法。

編號54

病理反應現象：反應區有腫脹，內部較軟像有氣泡似的，外緣有較硬的感覺，可能有嚴重的病變，有肝硬化的趨勢。氣泡狀反應物，表示最近很累，肝功能不正常；有硬塊等反應物時，應注意是否有過勞或飲酒過量等問題。

編號
55

輸尿管（Ureter）反應區

輸尿管起於腎臟內的腎盂，連接到膀胱，是一對細長的管道尿路。結石是輸尿管常見的病症，男性發生率高於女性很多。結石形成機制尚未完全明白，醫界多認為與代謝及感染因素有關；主要症狀是疼痛和血尿，極少數病人可長期無自覺症狀。大部分結石患者在大量喝水後會自行排出；但有些人則無法及時排出，應積極就醫並勤作FJM以免發生更大的問題。

五行：屬水。

反應區圖顏色：黑色。

反應區位置：腎臟反應區起向內側下方，延伸至膀胱反應區之細索狀反應區。

適用症：高血壓、腎積水，以及與輸尿管相關的病變。

FJM施作手法：以持棒操作；沾油橫棒往下推。在腳底腎反應區及膀胱反應區之間，由上往下縱方向施作。

病理反應現象：有敏感的痛覺反應。

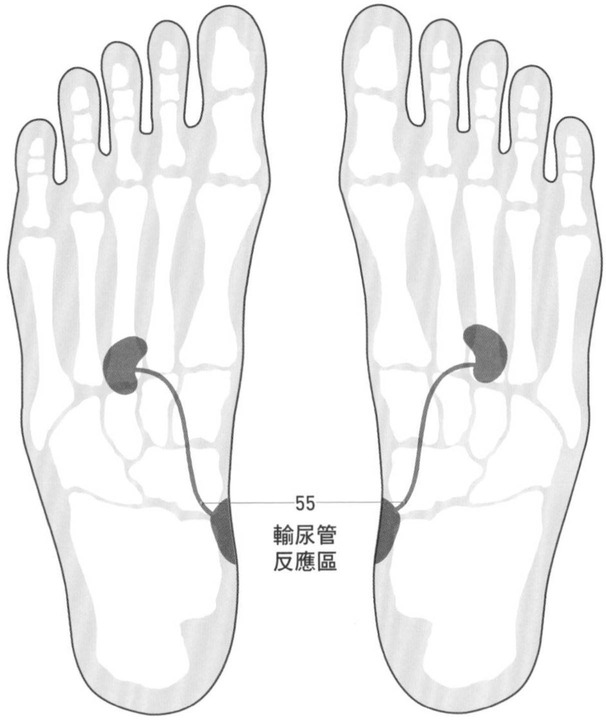
55
輸尿管
反應區

編號
56

膀胱（Bladder）反應區

膀胱位於骨盆內、恥骨後面，為貯存尿液的器官。來自胸椎第十一、十二節和腰節第一、二的交感神經，使膀胱平滑肌鬆弛，尿道內括約肌收縮而儲尿。來自薦椎第二至四的副交感神經，支配膀胱逼尿肌，抑制尿道括約肌，是與排尿有關的主要神經。

中醫學認為腎與膀胱相表裡，是通過腎與膀胱經絡之間的聯繫，和某些生理功能的相互配合而成。如治療小便失禁，從腎治療可獲良好效果。

五行：屬水。

反應區圖顏色：黑色。

反應區位置：腳底舟狀骨下方鼓起的部位，腳內側薦椎反應區下方，沿跟骨邊緣形成的近橢圓形反應區。

適用症：泌尿系統疾患及與膀胱相關的病變。

FJM施作手法：橫棒推法、拇指推法。

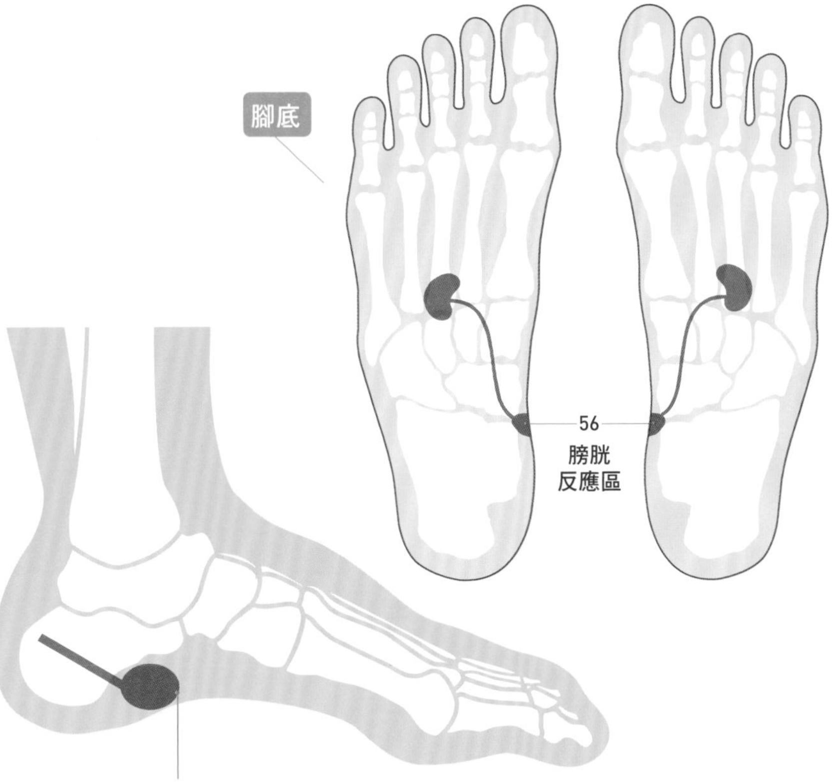

●**持棒操作：**沾油用扣拉法使反應物軟化消散。

●**徒手操作：**以拇指指腹推壓。不過，一般較少徒手施作，除非體虛或極敏感之人。

病理反應現象：腫脹、硬塊、氣囊狀反應物表示可能平常飲水不夠，或常有憋尿的情形，若腫塊清楚明顯則可能有結石或外傷、手術等情況。反應區塌陷、虛軟時，常有頻尿、尿失禁等症。

編號 57

盲腸（Appendix）反應區

盲腸位於人體腹腔右下部，小腸結束之後，連接大腸的起始段結構，形如袋狀。一般常說的盲腸炎，其實指的是闌尾炎，不過，盲腸及闌尾分別屬於兩個不同的部位，正確的發病位置是在闌尾，闌尾和盲腸相連的地方有個小口，一旦被異物或食物殘渣所阻塞，闌尾的分泌物就無法輸送出去，血流也會因此受阻，最後引發闌尾腫脹、發炎，甚至潰爛，應立即就醫。

五行：屬土。

反應區圖顏色：黃色。

反應區位置：右腳腳底，跟骨著地形成的腳後跟圓圈上端，約十一點鐘方向比棒頭略小的反應區，與上行結腸的起點相連。

適用症：闌尾炎、腹痛、下腹部脹氣，闌尾切除手術後的復原。

FJM施作手法：以持棒操作；沾油用橫棒推法，定點扣壓法。徒手不易進入反應區。

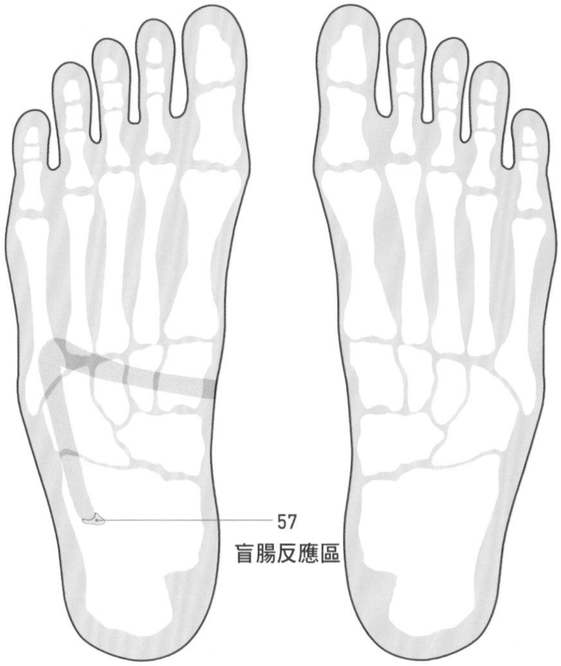

病理反應現象：敏感性痠痛或刺痛反應。

編號
58

迴盲瓣（Ileoceca lvalve）反應區

為小腸末端與盲腸交界處的環形括約肌，功能是控制從小腸流入大腸的食糜流速，以及防止倒流回小腸。迴盲瓣膜通常是關閉的，只有當小腸的蠕動波到達迴盲瓣膜時，才暫時開放。食糜進入迴盲瓣後，就屬於排泄物了。消化不良腹部不舒服、脹氣時，點扣本反應區通常會有很好的緩解作用。

五行：屬金。

反應區圖顏色：白色。

反應區位置：右腳腳底跟骨外側，盲腸反應區上方約小指橫幅的高度，比棒頭略小的反應區。

適用症：脹氣、腹痛、排便不正常，以及與迴盲瓣相關的病變。

FJM施作手法：以持棒用天主之愛沉棒手法，定點扣壓。徒手不易進入反應區。

病理反應現象：敏感針刺痛覺。

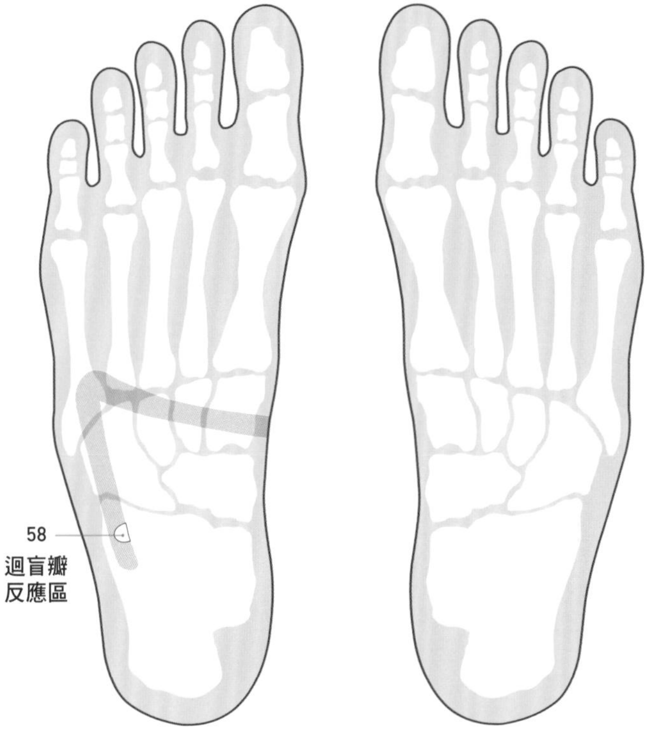
58
迴盲瓣
反應區

編號 59

升結腸（Ascending colon）反應區

大腸可分為盲腸、結腸及直腸，任務是製造糞便；排便是一種反射作用，由脊髓神經控制。結腸又分為：升結腸、橫結腸、降結腸、乙狀結腸四種。升結腸是盲腸向上延續部分，至肝下方向左彎形成結腸右曲，接續橫結腸。升結腸後面借結締組織附貼於腹後壁，能吸收水分，腸內寄生著很多細菌，可使尚未消化的剩餘物質發酵分解。

中醫學認為肺與大腸為陰陽表裡的關係，肺的肅降功能有助於大腸的傳導，大腸的傳導作用有助於肺的肅降。大腸是傳送糟粕的通道，傳導功能失常會引起腹瀉或便祕等症狀。

五行：屬金。

反應區圖顏色：白色。

反應區位置：右腳腳底偏外側，自盲腸反應區上行至第五中足骨近心端之長條狀區域。

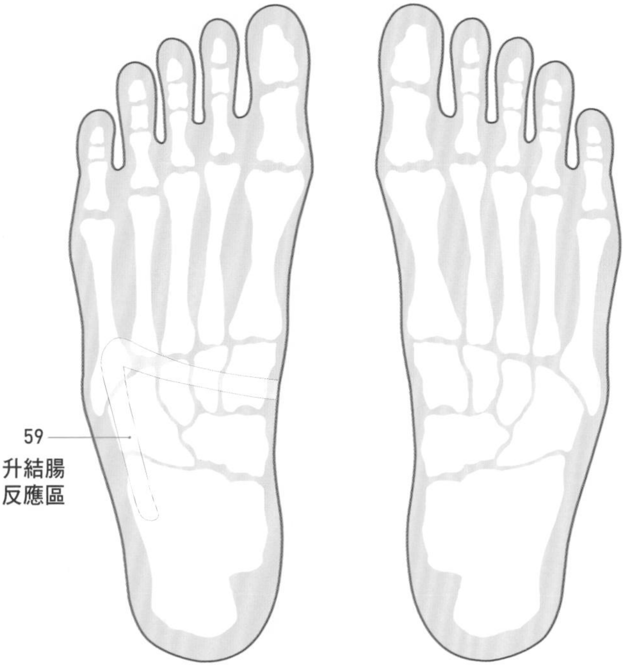

適用症：便祕、腹瀉、腹痛與大腸相關之症狀。

FJM施作手法：以持棒操作；沾油用橫棒推法，反應物較硬時用扣壓法，使反應物逐漸軟化消散。

病理反應現象：塊狀、腫脹反應物。

編號
60

橫結腸（Transverse colon）反應區

起自結腸右曲，向左橫過胃的下方、十二指腸的前方，到脾臟處再向下彎接續降結腸。橫結腸全部被腹膜包覆於腹後壁，中部下垂，活動性較大。結腸具有類似小腸分節運動的蠕動，但其頻率較慢；結腸的另一運動形式稱「集團運動」，這是一種進行很快且移行很遠的強烈蠕動。集團運動常自橫結腸開始，可將一部分大腸內容物一直推送到結腸下端，甚至推入直腸，引起便意。

五行：屬金。

反應區圖顏色：白色。

反應區位置：右腳腳底第四、五中足骨近心端與立方骨接縫處，經過右腳三塊楔狀骨，以及左腳三塊楔狀骨，橫向左腳第四、五中足骨近心端與立方骨接縫處，微向下曲之長條狀反應區。

適用症：便祕、腹瀉、腹痛，以及與大腸相關之症狀。

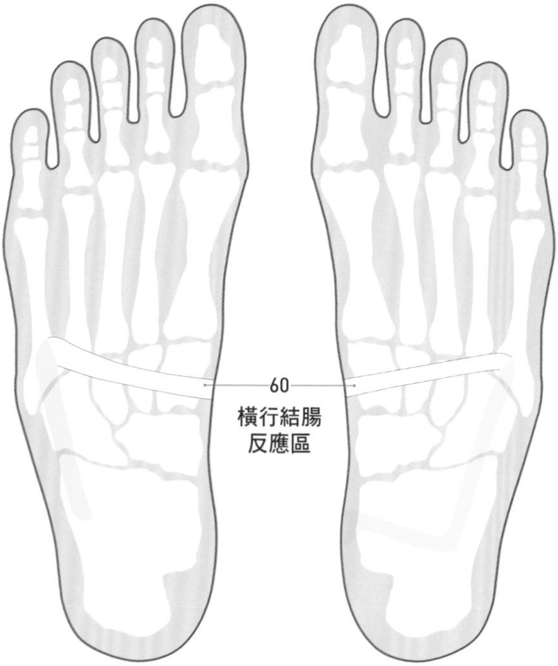

FJM施作手法：以持棒操作；運用橫棒向下推法。沾油用向下推法，由腳內側依序一棒挨著一棒至腳外側，依腳底縱行方向進行施作，不可橫向施作，以免傷到屈趾肌。

病理反應現象：塊狀反應物，在外觀上都能清楚看出腫脹者，要注意結腸病變。

編號
61

小腸（Small intestine）反應區

本反應區所指的小腸僅包括空腸及迴腸。食糜在小腸內停留的時間一般是三至八小時。主要消化的三類物質是蛋白質、脂肪和醣類。小腸內有絨毛，可增加小腸吸收面積，經過消化後的各種營養物質透過腸壁絨毛，通過擴散作用進入血液，滋養了循環系統尤其是心臟肌肉，循環系統並協助將營養物質輸送到全身各組織器官。小腸是人體最大的淋巴庫，含有大量的免疫細胞，這些淋巴組織在免疫、防禦，與限制腫瘤細胞的播散，具有重要的作用。

中醫學認為小腸和心有表裡關係，治療心和小腸的病症，可通過這種臟腑陰陽表裡的關係而互相影響。

五行：屬火。

反應區圖顏色：紅色。

反應區位置：由升結腸、橫結腸、降結腸和乙狀結腸反應區所圍成的中間區域。

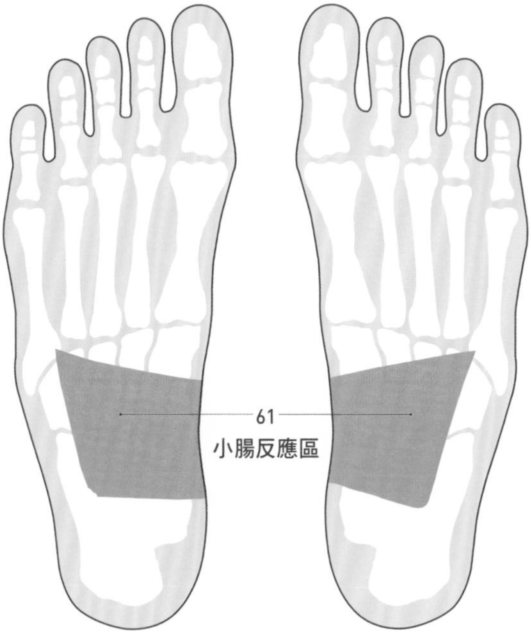

適用症：消化不良、腸胃脹氣、腹痛，以及與小腸相關的各種病變。

FJM施作手法：持棒操作；運用橫棒推法，順著肌肉的紋理由上往下一個方向推棒，使反應物逐漸軟化消散。

病理反應現象：許多小氣泡狀反應物可能表示小腸機能不正常；大腫塊反應物表示可能有腸沾黏的現象；虛軟無彈性表示有腹瀉現象或消化不良。

編號
62

降結腸（Descending colon）反應區

是大腸的一部分。上承橫結腸，下接乙狀結腸。人體的降結腸自左上腹往下，沿左腹壁，在將靠近骨盆時轉向內側。降結腸的功能是儲存食物廢棄部分排入直腸。此外，結腸能回收水，保持水分平衡，吸收一些維生素，如：維生素K，並提供輔助菌群發酵的位置。糞便進入降結腸時已成為半固態。其中細菌分解食物纖維成為自己的養料，產生醋酸、丙酸和丁酸等副產品，這又是滋養結腸內壁細胞的養分。

五行：屬金。

反應區圖顏色：白色。

反應區位置：左腳腳底偏外側，自第五中足骨近心端下行，至跟骨外側二分之一處之長條狀區域。

適用症：便祕、腹瀉、腹痛、與大腸相關之症狀。

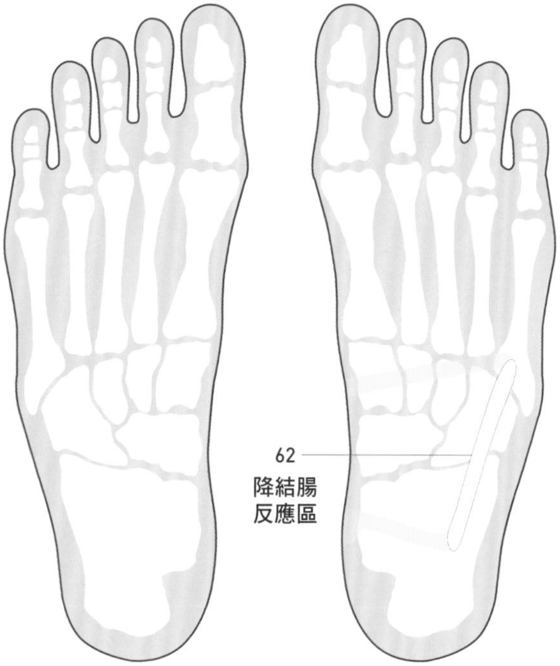

FJM施作手法：以持棒操作；沾油用橫棒推法。依腳底縱行方向進行施作，使反應物逐漸軟化消散，不可橫向施作。

病理反應現象：塊狀、腫脹反應物。便祕患者常可在橫結腸到下行結腸的轉彎處，發現較硬反應物。

編號
63

乙狀結腸（Sigmoid）反應區

人體乙狀結腸位於左下腹呈乙狀彎曲，上承接自降結腸，在骨盆腔內，往下走朝左彎，為最彎曲的一段結腸，下接直腸，是大腸的一部分。乙狀結腸壁肌肉發達，收縮時會增加結腸內的壓力，每天發生數次蠕動，以推動糞便移至直腸。

五行：屬金。

反應區圖顏色：白色。

反應區位置：左腳腳底跟骨外側二分之一處，至腳跟著地形成的小圓形部十點位置的長條狀區域。

適用症：便祕、腹瀉、腹痛，以及與大腸相關之症狀。

FJM施作手法：以持棒操作；運用橫棒推法。沾油用向下推法，由腳內側依序一棒挨著一棒至腳外側，依腳底縱行方向進行施作，使反應物逐漸軟化消散，不可橫向施作，以免傷到屈趾肌。

病理反應現象：塊狀、腫脹反應物。

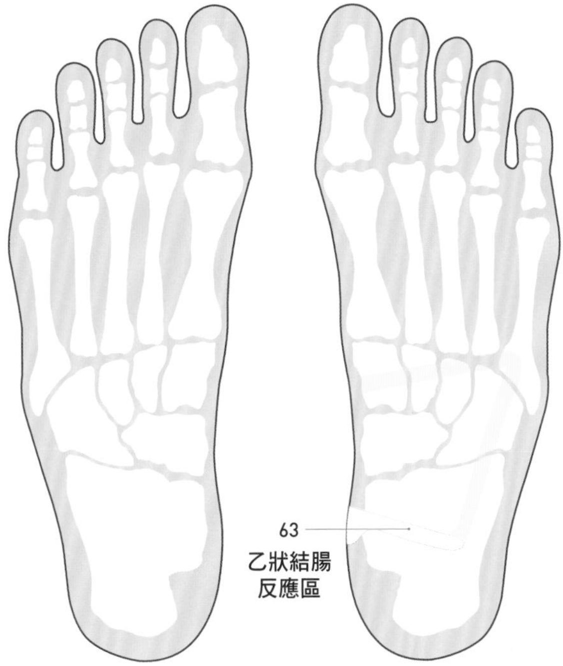
63
乙狀結腸
反應區

編號
64

肛門、直腸（Anus／Rectum）反應區

直腸為大腸的末段，藉由排便反射來排泄糞便。上端接續乙狀結腸，沿著薦椎和尾骨的前面下行，下端以肛門為終點。男性直腸的前面有膀胱、攝護腺和儲精囊；女性則有子宮和陰道。肛門是消化道的最末端，在直腸延伸到體外的開口處。每天五到十分鐘提肛運動，將肛門向上提，然後放鬆，一提一鬆，反覆進行。可以促進局部血液循環，預防痔瘡發生。

五行：屬金。

反應區圖顏色：白色。

反應區位置：左、右腳腳底內側邊緣，與膀胱反應區下端延伸到腳底之相交處。可與腳跟著地形成的小圓形部（左腳）十點鐘位置、（右腳）二點鐘位置相對照。

適用症：便祕、痔瘡、直腸癌、疝氣、腹脹。

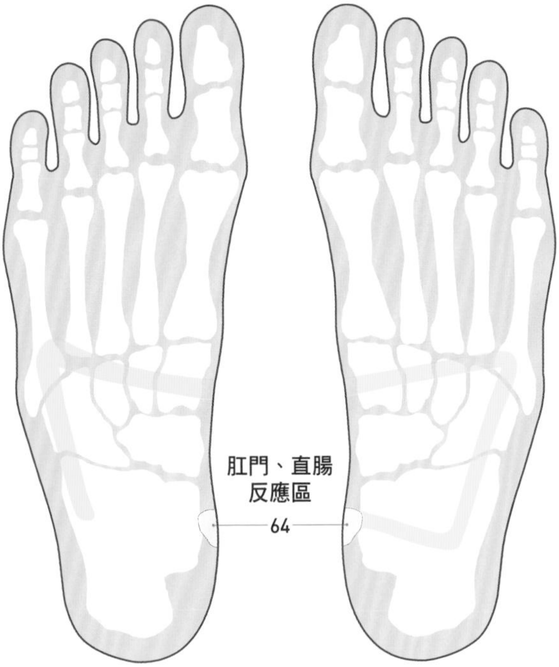

FJM施作手法：以持棒操作；沾油沉棒扣壓，使反應物逐漸軟化消散。

病理反應現象：硬塊、腫脹、有敏感的痛覺。

編號
65

骨盆腔內器官（Pelvis）反應區

骨盆腔內包括：大腸、小腸、膀胱、生殖器官等組織。常因積水、瘀血，或發炎而引起不適。一般人出現下腹痛，意味著許多可能的疾病，但如果是女性有此症狀，不可忽略骨盆腔發炎的可能性，因為可能影響到卵巢、輸卵管等等，不可輕忽。

五行：屬土。

反應區圖顏色：黃色。

反應區位置：腳跟著地所形成的小圓形部。

適用症：骨盆腔發炎、經痛、骨盆腔內積水或瘀血、坐骨神經痛、骨盆腔內組織器官的氣血循環不良或炎症。

FJM施作手法：徒手不易進入本反應區，需持棒操作；沾油用直棒扣拉法，使反應物逐漸軟化消散。

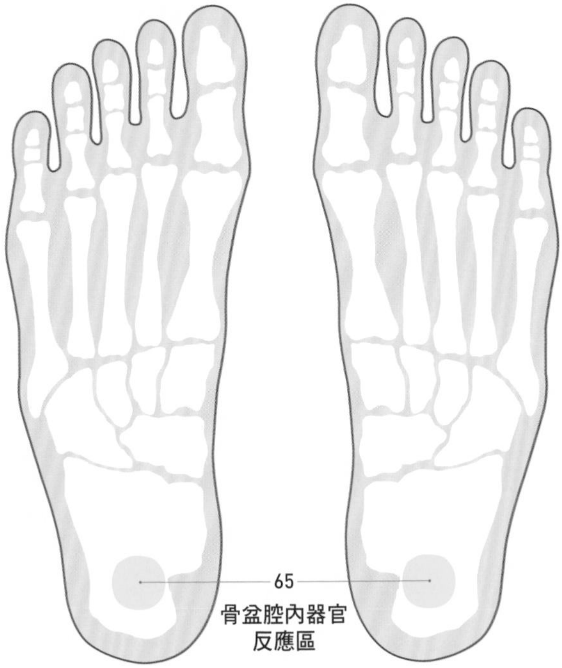

病理反應現象：有硬塊狀反應物、顆粒反應物、氣泡狀、敏感的痛覺。條索狀反應物者，要確認有無坐骨神經痛的問題。

編號
66

內尾骨（Coccyx-medial）反應區

尾椎由三至五塊退化椎骨結合而成，形成脊柱尾端。尾椎本身有尾椎韌帶、大臀肌、尾椎肌、肛門括約肌、提肛肌及神經等軟組織附著。尾椎受傷所造成的疼痛，最常出現在小腿腫脹、腳跟痛、腳底痛，或者是頸椎與胸椎、胸椎與腰椎交接處的疼痛，甚至還有人下巴痛、胸窩痛、後背痛等，這些都可能是尾椎受傷所造成的後遺症。

尾椎雖已退化，但神經並未退化，且反應區分布範圍不小。我們在不同操作位置尾骨反應區，為求區分而分別命名：內尾骨、內尾椎、外尾骨、外尾椎。本反應區在腳跟內側區與腳底平行位置，以內尾骨名之。

五行：屬水。

反應區圖顏色：黑色系。

反應區位置：薦椎反應區的結束點，延腳底跟骨邊緣到後腳跟。

適用症：屁股痛、腰痛、坐骨神經痛、小腿腫脹、腳跟痛、胸背痛等。

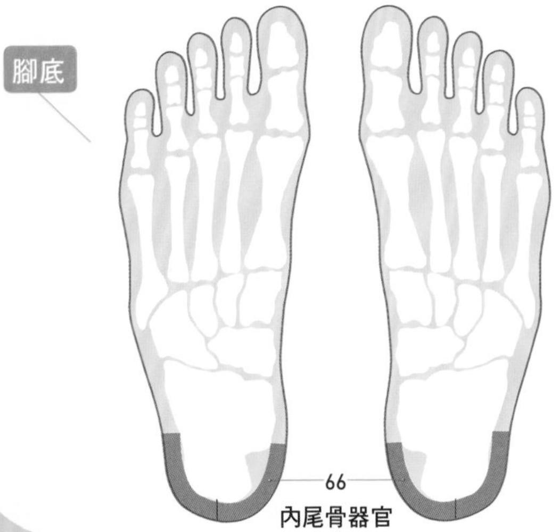

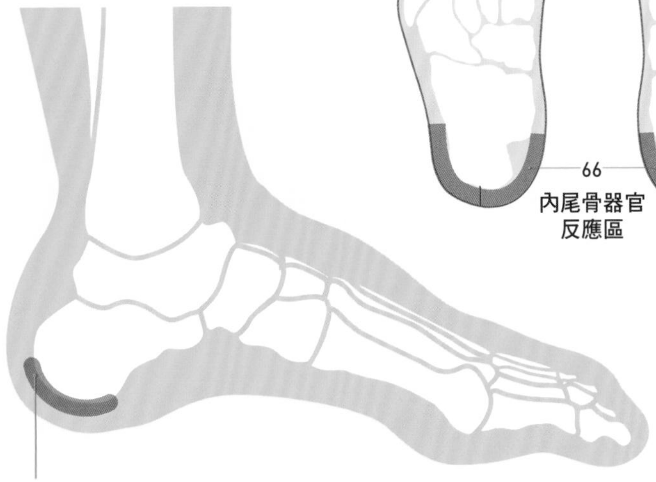

FJM施作手法：徒手不易進入本反應區。請持棒操作；沾油用扣拉法；注意棒頭不要壓骨。

病理反應現象：腫脹狀、硬塊反應物，有敏感痛覺。

編號
67

外尾骨（Coccyx-posterior aspect）反應區

是反射尾椎的反應區之一，在腳跟外側區與腳底平行位置，以外尾骨名之。從生理解剖而言，交感神經幹神經節與每一對脊神經之間都有連接通路。尾椎骨骼的各種損傷，會影響交感神經所控制的某些內臟，而導致功能異常。中醫經絡學說認為尾骨受損，會牽涉到督脈及相連的經脈，使相關臟腑的功能失調而積勞成疾。因此，中醫認為尾骨損傷可能使人早衰。FJM能協助受損的尾椎及其相關的神經、肌肉、筋膜等組織自行療癒。

五行：屬水。

反應區圖顏色：黑色系。

反應區位置：從膝關節反應區結束處起，延腳底外側跟骨邊緣到後腳跟。

適用症：屁股痛、腰痛、坐骨神經痛、小腿腫脹、腳跟痛、胸背痛等。

FJM施作手法：徒手不易進入本反應區，應以持棒操作；沾油用扣棒法，注意棒頭不要壓骨。

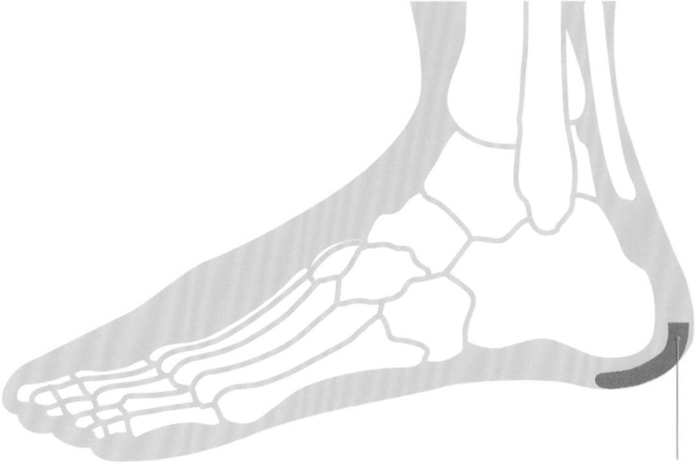

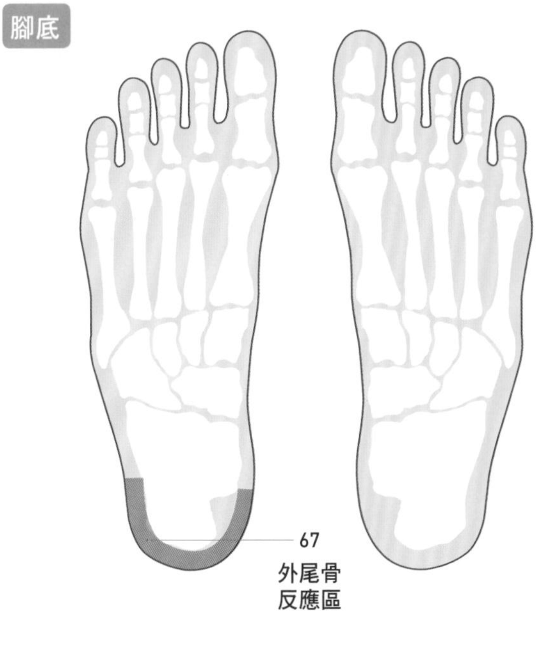

病理反應現象：腫脹狀、硬塊反應物，有敏感痛覺。

編號
68

尿道、陰道、陰莖Urethra, vagina, penis反應區

尿道的功能是將尿液排出體外。在男性方面是由膀胱的內尿道口穿過攝護腺，經由陰莖到尿道口。女性尿道由膀胱筆直而下，距離體外甚短。女性尿道比較短，容易導致感染、發炎和漏尿的問題；男性尿道比較長，較容易導致結石方面的問題。

陰道在尿道與直腸之間，是連接子宮頸與外陰部的肌肉管腔。陰道內常保酸性有助於預防疾病。陰莖突出於恥骨下方的外部，勃起的信號由大腦傳遞至脊髓，再由薦椎神經收縮膀胱括約肌、使肌肉鬆弛平滑，而陰莖得以充血變硬。

五行：屬水。

反應區圖顏色：黑色系。

反應區位置：自膀胱反應區後端曲線段的中點，斜向至內踝骨後下方，也就是腳後跟處的跟骨和距骨接縫處（通常有一明顯的皮膚摺線）的線段，約三分之二的長度。

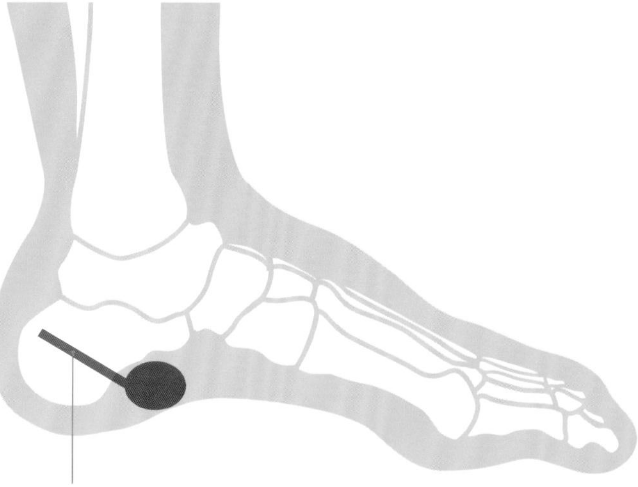

適用症：尿道感染、發炎、結石、排尿困擾，以及性功能方面的問題。

FJM施作手法：以徒手操作；運用拇指前端側推法。不宜持棒操作。

病理反應現象：敏感的痛感。痛感在和膀胱相連的起點處，大多為排尿的問題，男性可能是尿不乾淨或尿急等問題；女性則多為頻尿、漏尿的問題。痛感在中、後段，則可能有性功能方面的困擾。

編號
69

子宮或攝護腺（前列腺）（Uterus, prostate）反應區

子宮是女性孕育胎兒的器官，位於骨盆腔中部，膀胱與直腸之間，如蓋著膀胱的樣子向前彎曲。發育成熟的女性，平均約二十八天會有月經，月經常伴隨經痛，經痛雖不至於要接受治療，但過於劇烈的經痛要注意是否因疾病引起，不可忍痛忌醫。

攝護腺是男人的生殖器官之一。位置緊貼著膀胱的下方，中間有尿道通過，後側方則有左右輸精管進入。攝護腺會分泌攝護腺液，維持精子的活動力、有助性交及保護男性生殖泌尿道免於感染。攝護腺增生即俗稱攝護腺肥大，較常見於中、老年男性。

五行：屬水。

反應區圖顏色：黑色系。

反應區位置：腳跟骨內側內踝骨後下方的梨狀形反應區。女性子宮是向下開口的器官，但在子宮反應區中，呈現上下倒轉的對應狀況。

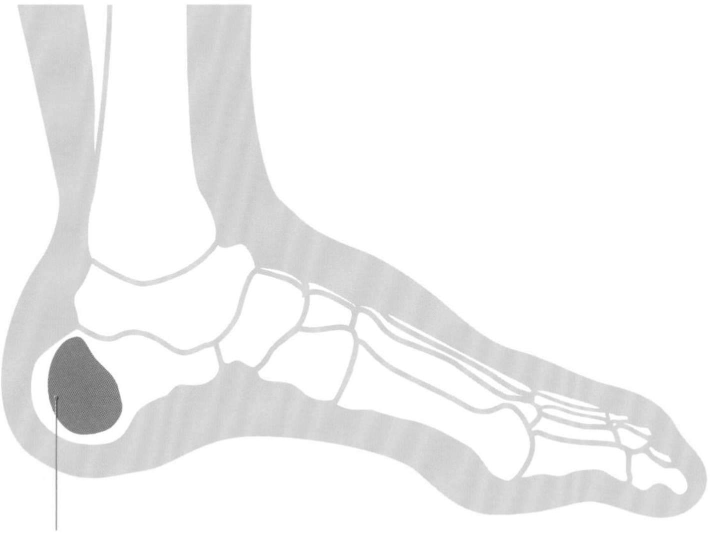

適用症：子宮相關病變、攝護腺相關病變。男性小便不利、頻尿、夜尿。

FJM施作手法：以徒手操作；運用拇指指腹推法，使反應物逐漸軟化消散。不建議使用操作棒。

病理反應現象：橫向條索狀可能是開過刀、動過手術或受過外傷（年代超過10年則不易察覺）。女性整個反應區略微腫脹，可能表示生理期到了。若是扁平塊狀反應物，男性要注意攝護腺增生問題；女性則要注意子宮肌瘤問題。靠近反應區上方的小塊狀反應物，要注意子宮頸的病變。

編號 70

內髖關節（Hip joint–Medial）反應區

本反應區是髖關節在腳內側部的反應區。內髖關節是指髖關節靠近身體前面的一面。髖關節連接下肢與身體。髖關節疼痛是中老年人常見的病痛，但髖關節周圍肌肉、韌帶等軟組織多，結構複雜，痛處常無法被觸及，而有說不清楚疼痛位置的感覺。

五行：屬水。

反應區圖顏色：黑色系。

反應區位置：腳內側踝骨下緣。脛骨與距骨相接處。

適用症：髖關節部位的疼痛、髖關節錯位、腰痛、臀痛、長短腳。

FJM施作手法：以徒手操作；交叉手運用拇指推法，使病理反應現象逐漸消失。不宜使用操作棒。

病理反應現象：敏感性痛覺。

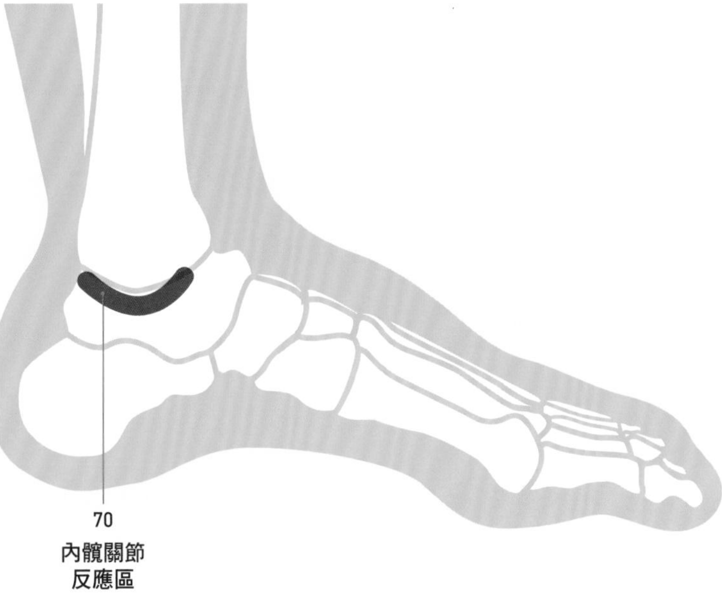
70
內髖關節
反應區

編號 71

內側骨盆淋巴（Pelvis Lymph glands–Medial）反應區

本反應區反射的部位是骨盆腔區的淋巴系統。淋巴結是淋巴系統中重要的一部分，其主要功能為：製造抵抗微生物的淋巴球，以及在淋巴回到血流之前，過濾有害的外來物（細菌、病毒）和細胞殘骸。因此，淋巴結大多附在大血管旁，血液多的地方。骨盆腔淋巴結主要接納骨盆腔內漏出於組織外的細菌、病毒，以及一些細胞物質等。

五行：屬土。

反應區圖顏色：黃色系。

反應區位置：腳內側脛骨遠心端之內踝尖下方，狀似煙斗的大區域。部分與子宮、攝護腺與尿道反應區重疊。

適用症：骨盆腔內各組織器官病變及感染發炎問題。

FJM施作手法：以徒手操作；運用整個大拇指、第一掌骨或食指第二指節內側等處，大面積的按壓和扣拉反應區，使反應物逐漸軟化消散。強調大面

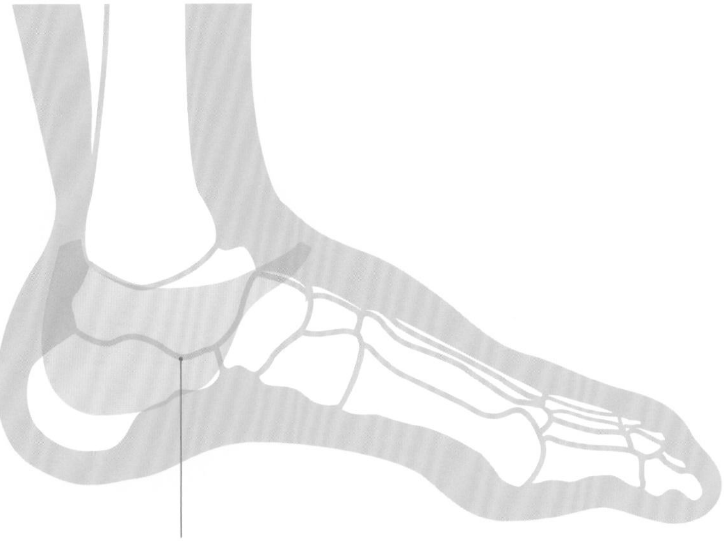

積的接觸，切忌尖銳的按壓。不可使用操作棒。

病理反應現象：大面積的浮腫現象。通常施作本反應區時不會有疼痛感。

編號
72

鼠蹊淋巴、輸卵管、輸精管 Lym phglands-Groin, Oviduct, Vas deferens）反應區

人體腹部連接大腿部交界處的凹溝稱為「鼠蹊部」或稱「腹股溝」。鼠蹊淋巴分布於腹股溝下，也叫「腹股溝淋巴」。腹股溝部有深、淺的淋巴結群，是下肢、腹壁下部淺層，以及外生殖器等的淋巴管所匯集和經過的地方。因此上述各部分有炎症時，常波及這些淋巴結群。

五行：屬土。

反應區圖顏色：黃色系。

反應區位置：循脛骨和距骨相交之凹陷處，內、外腳踝尖下方之間就是反應區。同時也是輸精管、輸卵管的反應區。

適用症：生殖器官、下肢發炎，輸精管或輸卵管發炎或阻塞、子宮外孕、鼠蹊淋巴腫脹、鼠蹊部的腫痛。

FJM施作手法：以徒手操作；運用拇、食指指腹夾拉；或以雙手食指第二

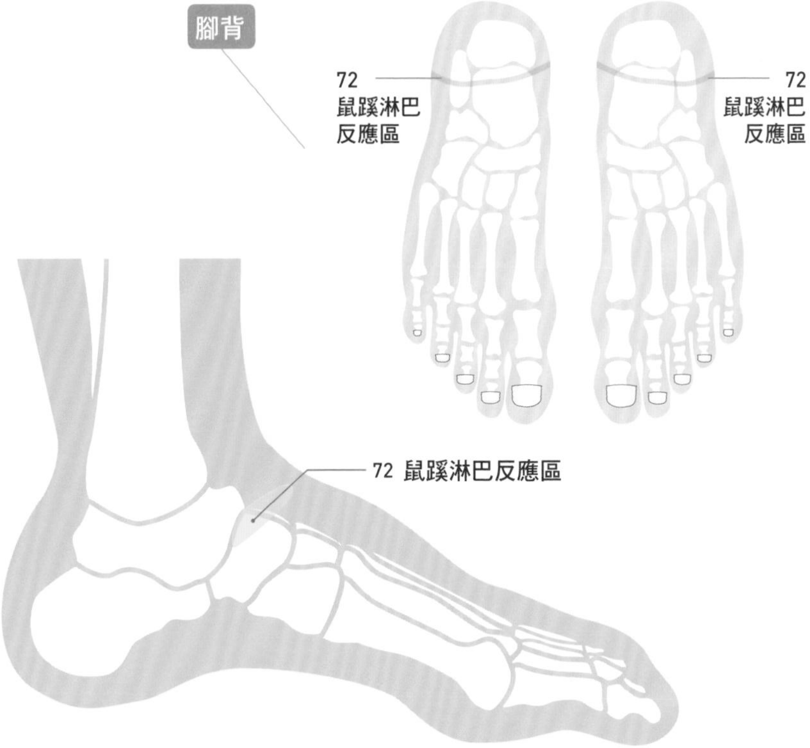

指節內側，以扣法由反應區中間順骨縫向兩側施作；或以外側拇指順推操作，使反應物逐漸軟化消散。痛覺敏感者以夾拉法操作。不可使用操作棒。

病理反應現象：反應區腫脹為鼠蹊淋巴病變。有敏感痛覺反應者，多為輸精管或輸卵管的病變。

編號
73

腹部淋巴（Lymph glands–abdominal region）反應區

淋巴管與淋巴管間，會有淋巴結。淋巴結在人體內形成網狀密密麻麻的防護罩，扮演著有如軍隊保國衛民的功能，當有發炎、感染或腫瘤細胞出現時，淋巴結就會腫大。腹部淋巴包括腹部與下肢的淋巴，集中腹部的淋巴結群，然後形成胸淋巴導管，往上注入左鎖骨下的靜脈。

五行：屬土。

反應區圖顏色：黃色系。

反應區位置：脛骨和距骨相交之凹陷處，偏腳背內側柔軟的部分，在內踝骨旁。

適用症：腹部淋巴的阻塞、感染發炎或腫瘤。

FJM施作手法：以徒手操作；運用拇指推法或食指側扣法，使反應物逐漸軟化消散。不可使用操作棒。

病理反應現象：反應區腫脹。

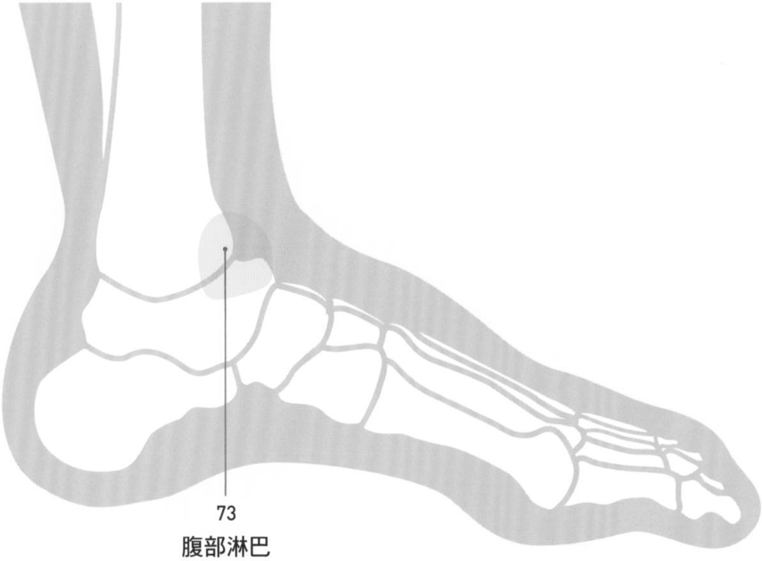
73
腹部淋巴
反應區

編號 74

直腸、痔瘡（Rectum, Hemorrhoids）反應區

直腸是自肛門起向體內約十五公分的一段大腸，直腸周圍大多是脂肪、沒有縱方向的肌肉帶，位於膀胱和生殖器官的背側。直腸的神經受自律神經支配，肛門則主要受脊神經支配。痔瘡就是一種發生在直腸末端（內痔），或肛門口（外痔）的靜脈曲張。主要原因是長期靜脈壓力增加的緣故，如：便祕、懷孕及長期蹲坐等，都會令靜脈壓增加。

五行：屬金。

反應區圖顏色：白色系。

反應區位置：腳內側沿著脛骨後側，約一個拳頭高的條狀區帶，內側坐骨神經反應區與阿基里斯腱之間。

適用症：便祕、痔瘡，或是直腸的病變。

FJM施作手法：以徒手操作；運用拇指推法配合交叉手法操作，使反應物逐漸軟化消散。不可使用操作棒。

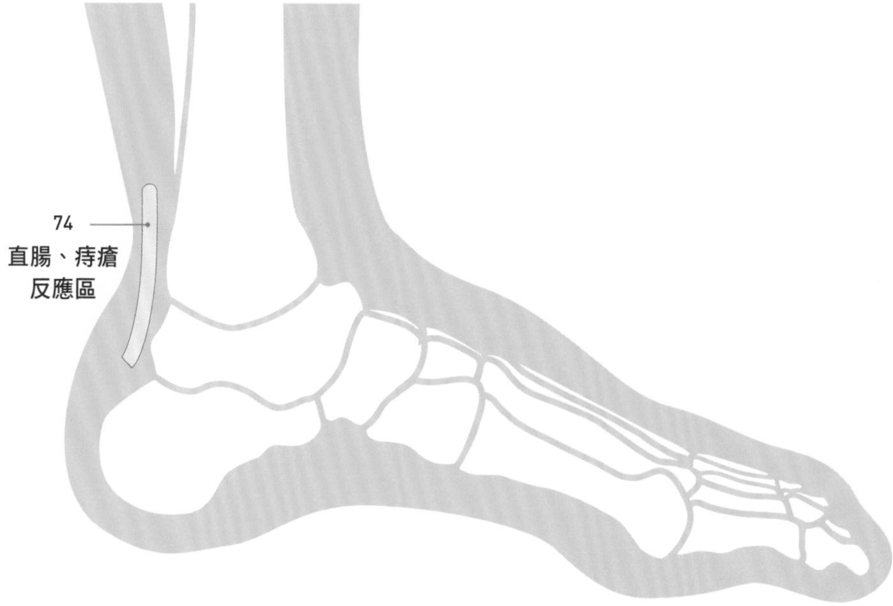

病理反應現象：腫塊反應物。

編號
75

內側坐骨神經（Sciatic nerve–outside of foot）medial反應區

本反應區是坐骨神經在腳內側部的反應位置。坐骨神經是人體內最長的神經，從脊髓腰椎段的神經根發出，左右兩側各有一根匯集下背部神經分支，由臀部的梨狀肌下方穿出，沿著大腿後側往下走，在膝蓋處分支，再通到腳底，幾乎提供了整隻腳的所有神經連結。

五行：屬水。

反應區圖顏色：黑色系。

反應區位置：腳內側沿著脛骨下緣向上，直到膝關節內下方的脛骨彎處。

適用症：下肢痛、坐骨神經痛（配合刺激腳底部坐骨神經痛點）。

FJM施作手法：以徒手操作；使用拇指推法配合交叉手法操作，使反應物逐漸軟化消散。施力時不要壓骨操作，以免造成皮下出血（瘀青）。不可使用操作棒。

病理反應現象：連續排列的花生大小顆粒狀反應物。

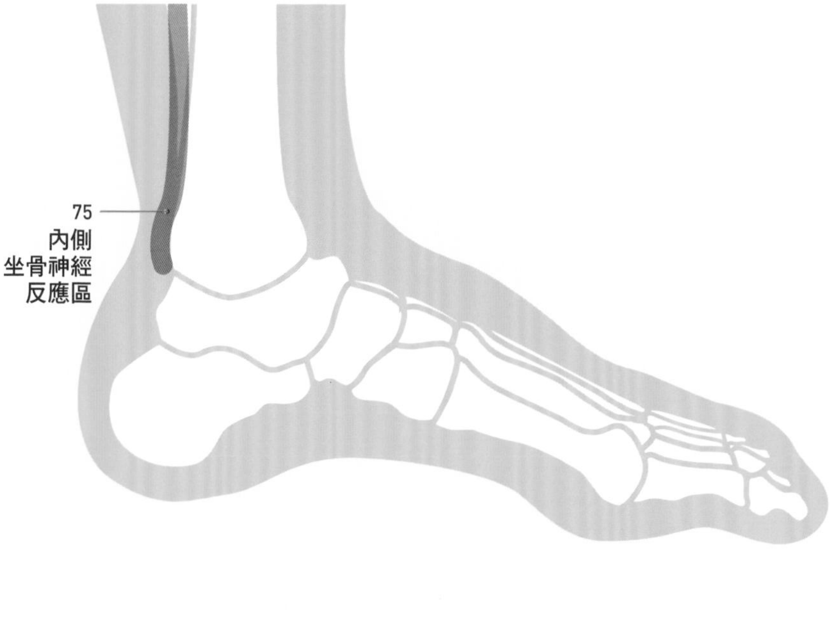
75
內側
坐骨神經
反應區

編號
76

卵巢或睪丸（Ovary／Testis）反應區

卵巢是女性的內生殖器官，分泌雌激素和孕激素兩種主要類固醇激素，此外還分泌少量雄激素。位於骨盆腔側壁上，輸卵管的正下方，左右各一，會培養出卵子，排卵時也會排出各種荷爾蒙。這些功能會隨著年齡增加而減弱，到了更年期便會停止。

睪丸位於陰囊內，左右各一，是男性的內生殖器官。睪丸是微扁的橢圓體，前緣游離；後緣有血管、神經和淋巴管出入，並和附睪及輸精管下段相接觸。到了青春發動期會製造精子和分泌雄激素。如果睪丸周圍溫度過高或受到化學毒物的影響，將影響精子產出的數量與品質。

五行：屬水。

反應區圖顏色：黑色系。

反應區位置：跟骨外側面上，外踝骨下方的梨狀形反應區。

適用症：卵巢或睪丸的病變，不孕症、陰囊內靜脈曲張、陰囊下墜。

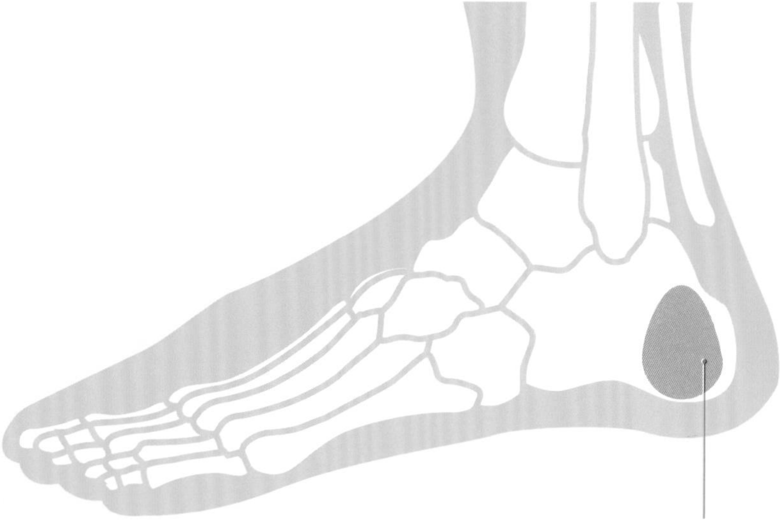

FJM施作手法：以徒手操作；運用拇指指腹推法，使反應物逐漸軟化消散。不可使用操作棒。

病理反應現象：敏感的痛覺，或有一層油脂狀反應物。

編號
77

外髖關節（Hip joint−posterior aspect）反應區

本反應區是髖關節在腳外側部的反應區。外髖關節是指髖關節靠近身體後側的一面。關於髖關節疼痛的緩解與預防，除了看醫生外，還可接受ＦＪＭ足療，以及簡單自我保健動作，例如：身體仰躺雙腿伸直，雙手抱住一隻小腿，曲膝壓腿盡量往前胸壓，慢慢地壓，連壓二次，壓完一隻再壓另一隻，不壓的另一腿要盡量伸直。盡力即可，不要勉強。

五行：屬水。

反應區圖顏色：黑色系。

反應區位置：腳外側踝骨下緣，腓骨與距骨相接處。

適用症：髖關節部位的疼痛、髖關節輕微錯位、腰痛、臀痛、長短腳。

ＦＪＭ施作手法：以徒手操作，運用拇指推法配合交叉手法操作，使病理反應現象逐漸消失。不可使用操作棒。

病理反應現象：敏感性痛覺。

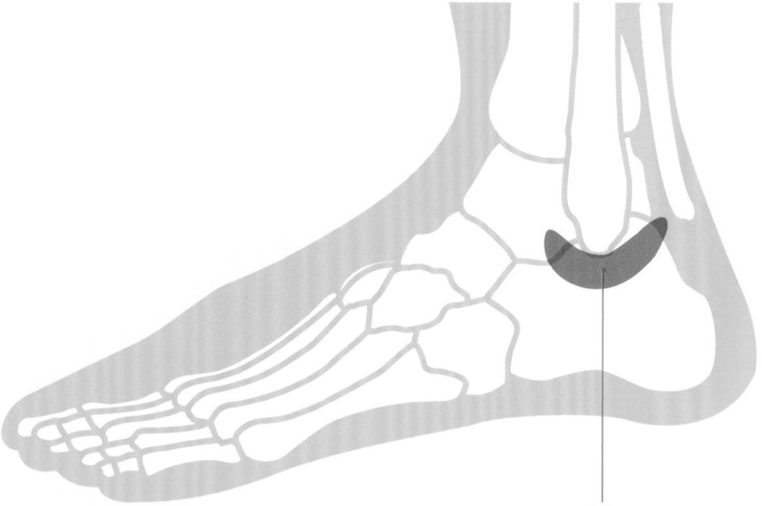
77
外髖關節
反應區

編號
78

外側骨盆淋巴（Pelvis Lymph glands–lateral）反應區

在腳外側的外側骨盆淋巴反應區，反射的部位是骨盆腔區的淋巴系統。骨盆腔發炎時，常無明顯的症狀，可能病徵有下腹痛、陰道分泌物、發燒、排尿時有灼熱感、性交痛和不規律的流血。骨盆腔發炎會導致不孕症、妊娠異位和慢性骨盆發炎等。發生的原因和多重性伴侶，以及藥物濫用有關。

五行：屬土。

反應區圖顏色：黃色系。

反應區位置：腳外側腓骨遠心端之外踝尖下方，狀似煙斗的大區域。部分與卵巢、睪丸反應區重疊。

適用症：骨盆腔內各組織器官病變，以及感染發炎問題。

FJM施作手法：以徒手操作；運用整個大拇指、第一掌骨或食指第二指節內側等處，大面積的按壓和扣拉反應區，使反應物逐漸軟化消散。

注意：是大面積的接觸，切忌尖銳的按壓。不可使用操作棒。

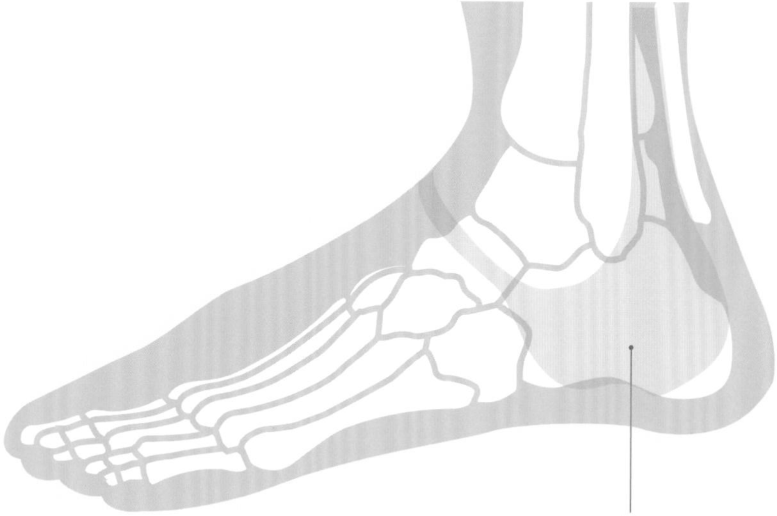

病理反應現象：大面積的浮腫現象；通常施作本反應區時不會有疼痛感。

編號79

軀幹淋巴（Lymph glands–torso）

軀幹部位的大小淋巴管，流入形成淋巴主幹的胸淋巴導管，再往上注入左鎖骨下的靜脈。

淋巴系統，包括：淋巴管、淋巴結跟淋巴組織，能抵抗外來病菌等微生物或抗原的入侵，跟皮膚、黏膜、白血球一樣，都是人體重要的免疫防衛系統。

淋巴管內有淋巴液，液體的形態類似血漿，內含有淋巴球。淋巴球是一種白血球，依性質不同，可分為B細胞及T細胞，可以防禦外來異物及內在異常細胞的侵襲。當身體在對抗入侵的病菌時，淋巴結內部的淋巴球會快速增殖，淋巴結因而腫脹。

五行：屬土。

反應區圖顏色：黃色系。

反應區位置：腓骨和距骨相交之凹陷處，偏腳背外側柔軟的部分，在外踝骨旁。

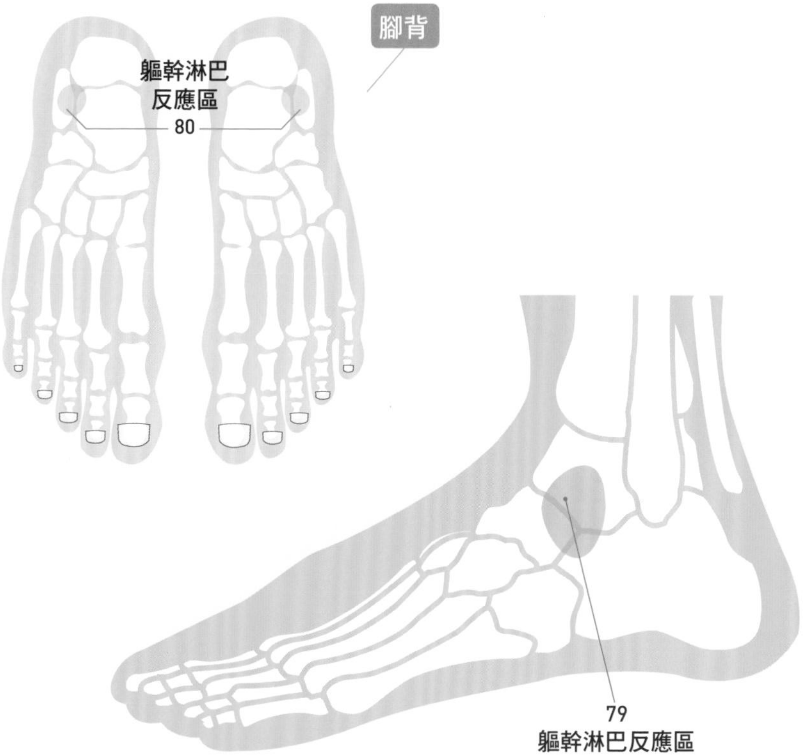

適用症：身體炎症、淋巴阻塞，或軀幹淋巴的病變。

FJM施作手法：以徒手操作；運用拇指推法或食指側扣法，使反應物逐漸軟化消散。不可使用操作棒。

病理反應現象：反應區腫脹。

編號
80

薦椎痛點（Sacrum-referred pain）反應區

薦椎是形成骨盆的一部分，習慣蹺腳而坐，或是經常把重心壓在單腳站立的人，容易出現骨盆歪斜，導致薦椎異位，使下背部產生反射痛點。此外，骨盆包覆腸道、膀胱、生殖器官等，並支撐著脊柱，一旦扭曲變形，就會壓迫到盆腔內器官，或使脊椎彎曲變形，引起薦椎的異位及疼痛。薦椎的問題除了會在薦椎反應區呈現外，還會在腳背薦椎痛點有病理反應現象。

五行：屬火。

反應區圖顏色：紅色。

反應區位置：外踝骨尖前半面。

適用症：腰痛、下背部痛、下腹部疼痛，與生殖系統相關的疾患。

FJM施作手法：以徒手操作；運用拇指推法，操作手的手掌於腳後跟四十五度處，拇指指腹向上斜推。不可使用操作棒。

病理反應現象：敏感的痛覺。

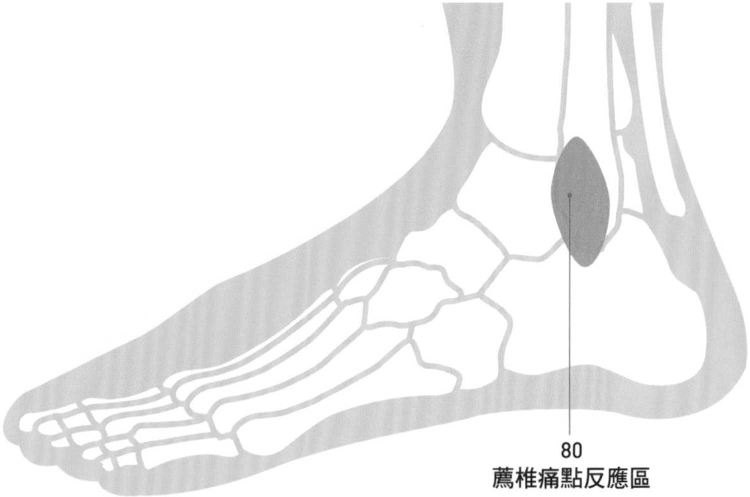
80
薦椎痛點反應區

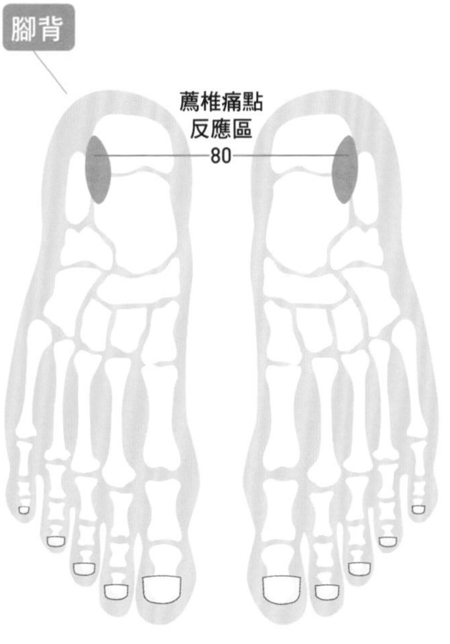
腳背
薦椎痛點
反應區
80

編號
81

外側坐骨神經反應區（Sciatic nerve-lateral）

本反應區是坐骨神經在腳外側部的反應位置。人體五節腰椎中，以第四、五腰椎負擔最重，活動度最大，容易發生退變老化。長期勞損或突然扭傷，可使腰椎間盤向側後方突出，壓迫坐骨神經根，引起充血、水腫以至黏連等病理變化。突出的一側導致腰部疼痛，經臀部向大腿後方放射，直到小腿和足部，有時還會麻木，咳嗽時加重。這就是坐骨神經痛。

五行：屬水。

反應區圖顏色：黑色系。

反應區位置：腳外側沿著腓骨下緣向上，直到膝關節外側下方腓骨小頭處。

適用症：下肢痛、坐骨神經痛（配合刺激腳底部的坐骨神經痛點）。

FJM施作手法：以徒手操作；運用交叉手法操作拇指推法。反應物較硬時用定點按壓，使反應物逐漸軟化消散。對於小腿部粗壯者，可將其腿部曲起

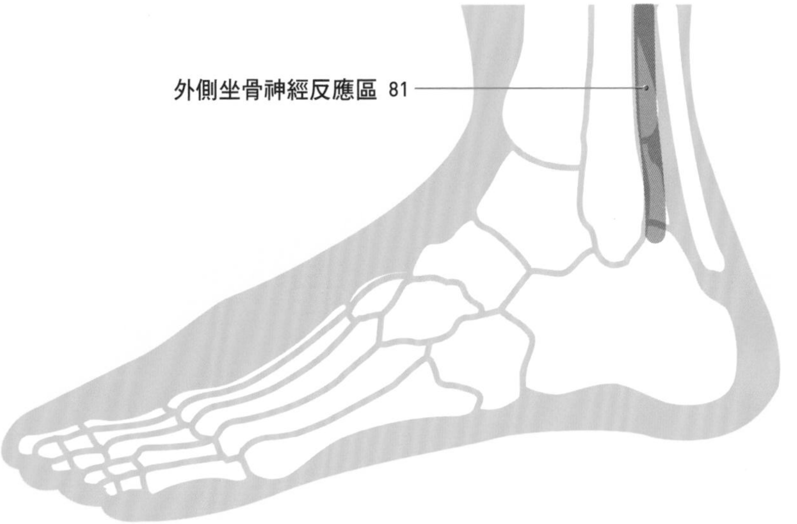

以方便操作。不容易在本處觸摸到腓骨下緣反應區，只要位置正確即可。不可使用操作棒。

病理反應現象：連續排列的花生大小顆粒狀反應物。

編號
82

小腹肌肉放鬆區（Relaxation of the abdomen）反應區

本反應區反射的部位，包括：小腹部位的腹肌，以及其後方內臟肌群、器官繫帶。當腹肌收縮時，除了能引動身體的運動外，同時也牽動下腹腔區器官；而下腹腔各內臟肌群的過度收縮，會造成腹部的疼痛。

吳若石神父及其團隊的經驗發現，刺激小腹肌肉反應區，除了能緩解腹瀉外，並能有效緩解婦女的經痛。

五行：屬土。

反應區圖顏色：黃色系。

反應區位置：腳外側沿著腓骨後側，約一個拳頭高的條狀區帶，外側坐骨神經反應區與阿基里斯腱之間。

適用症：減肥、經痛、腹直肌痙攣或僵硬、小腹區的疼痛緩解。

FJM施作手法：以徒手操作；運用交叉手法操作拇指推法，用指腹前端推本反應區。不可使用操作棒。

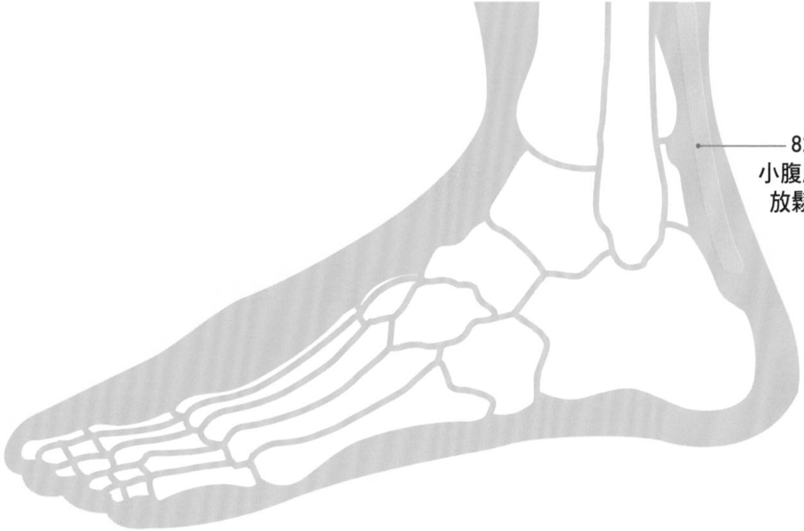

病理反應現象：腫脹感及敏感痛覺。

編號
83

舌（Tongue）反應區

舌是位於口腔底的肌肉，舌根連接著會厭，能幫助咀嚼、吞嚥、發聲和感受味覺。舌面的味蕾能辨別酸、甜、苦、鹹及鮮味。舌頭與十二對腦神經中的顏面神經和舌咽神經有密切關係。

「舌為心之竅」，因此中醫學常以舌判斷心血管功能的狀況。例如：舌苔呈現如牛肉般的暗紅色，表示有惡性貧血的情形；舌尖赤紅，要注意心臟的狀況。

五行：屬火。

反應區圖顏色：紅色。

反應區位置：腳底腳拇趾末節關節偏內側處。

適用症：味覺異常、舌頭腫痛、外傷、唾液量少。

FJM施作手法：持棒操作；不沾油時用滾法；沾油時用推法。

病理反應現象：有敏感的痛覺時，除了要注意舌本身的問題外，還要注意心臟的功能。

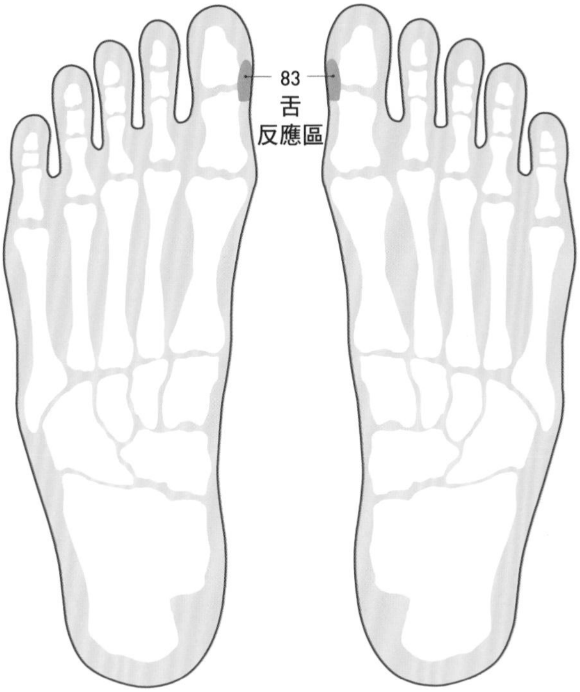
83
舌
反應區

編號
84

太陽神經叢（Solar plexus）反應區

太陽神經叢是腹腔神經叢的一部分，位於腹腔正中偏上，相當於第十二胸椎至第一腰椎段，約在胸骨到肚臍之間。腹腔太陽神經叢與腹腔內的其他神經叢構成複雜的神經聯繫，廣泛分布於腹壁、腹膜及腹內臟器。

太陽神經叢與消化系統間的運作有很大的關聯，吳若石神父與工作團隊以四十多年的實務經驗更確定，刺激太陽神經叢不僅有助於消化功能，對失眠者解決睡不著覺的痛苦也大有助益。

五行：屬水。

反應區圖顏色：黑色系。

反應區位置：腳底部腹腔神經叢虛線內，第二、三中足骨近心端三分之一處。

適用症：消化不良、內臟病變、以及睡眠的問題。

FJM施作手法：持棒操作；用天主之愛手法，做深層的點扣反應區。徒手施作不容易進入本反應區。

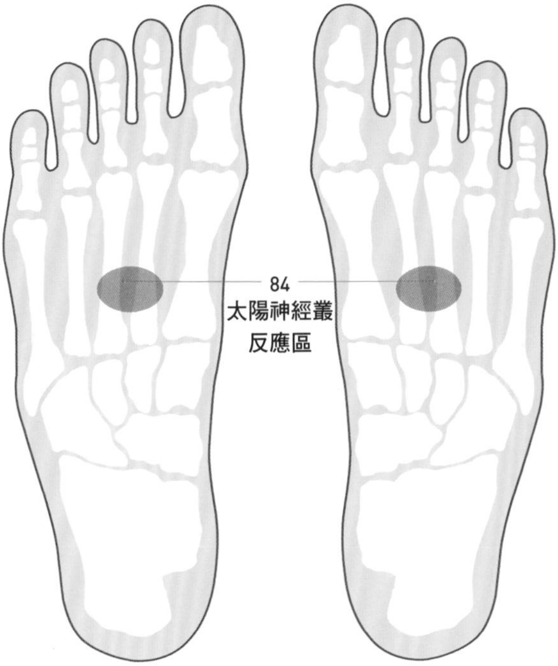

病理反應現象：有觸電式的痛覺。

編號
85

支氣管（Bronchial）反應區

支氣管是指由氣管分出的各級分枝。支氣管腔內有黏膜分泌黏液，可黏附吸入空氣中的灰塵顆粒，支氣管內的纖毛，會不斷向咽部擺動將黏液與灰塵排出，以淨化吸入的氣體。

咳嗽是一種防禦性呼吸反射，以排出呼吸道裡的異物和過多的分泌物，有清潔、保護和維持呼吸道暢通的作用。但長期而頻繁的咳嗽，對身體不利。

五行：屬金。

反應區圖顏色：白色。

反應區位置：左、右腳底，第一、二中足骨一半處，向上至甲狀腺及肺反應區處止。

適應症：感冒、咳嗽、氣喘等呼吸問題。

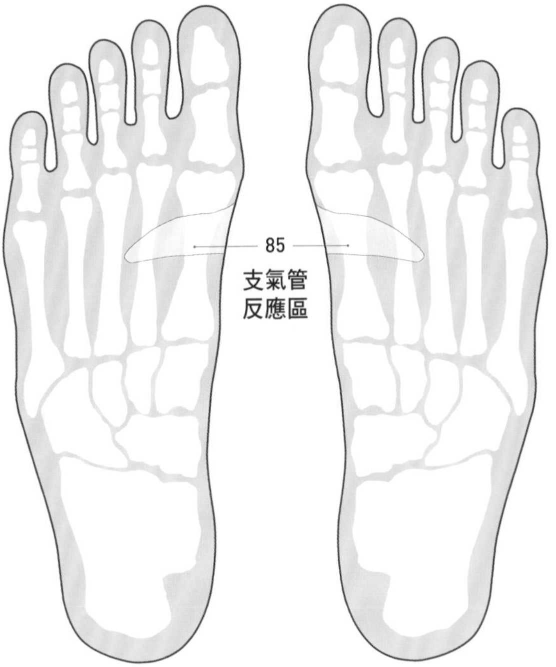

FJM施作手法：提棒操作，拇指推法，食指摳拉。

●持棒操作：以提棒操作，一棒挨著一棒將整個反應區做滿。

●徒手操作：以拇指指腹前端，使用推法。整體操作時，會以食指內側摳拉位於甲狀腺旁的部分支氣管反應區。

病理反應現象：氣泡狀或油脂狀脹滿的感覺。

編號
86

內側坐骨神經痛點（Sciatica referred pain-medial反應區

有關坐骨神經的部分，請參閱編號75、81，內、外坐骨神經反應區。吳神父及其團隊實務經驗發現，處理坐骨神經痛的問題，除了坐骨神經反應區外，再刺激腳底的坐骨神經痛點，更有助於坐骨神經痛的緩解。

五行：屬水。

反應區圖顏色：黑色系。

反應區位置：腳內側沿著薦椎反應區延伸至腳底，約在肛門反應區的下方。

適用症：下肢痛、坐骨神經痛（配合內、外坐骨神經反應區施作）。

FJM施作手法：徒手不易進入本反應區，故持棒操作；運用天主之愛手法操作，持棒定點扣壓，將棒頭慢慢沈入定點，扣壓坐骨神經痛點。要先提醒被服務者，以免被突然的強烈痛感驚嚇。

病理反應現象：有極敏感的痛覺反應。

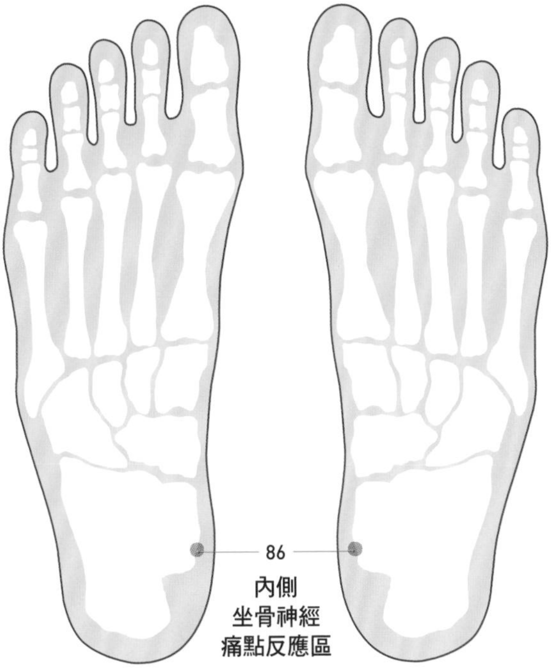
86
內側
坐骨神經
痛點反應區

編號
87

外側坐骨神經痛點（Sciatica referred pain–lateral反應區

有關坐骨神經的部分，請參閱編號75、81，內、外坐骨神經反應區。處理坐骨神經痛的問題，在整體施作完成後，再加強內、外側坐骨神經反應區，最後再刺激腳底的內、外坐骨神經痛點，能有效緩解坐骨神經痛。

五行：屬水。

反應區圖顏色：黑色系。

反應區位置：腳外側膝關節反應區的中間，延伸至腳底，約與第五趾延伸的交會處。

適用症：下肢痛、坐骨神經痛（配合內、外坐骨神經反應區施作）。

FJM施作手法：徒手不易進入本反應區，請持棒操作；運用天主之愛手法操作，持棒定點扣壓，將棒頭慢慢沈入定點，扣壓坐骨神經痛點。要先提醒被服務者，以免被突然的強烈痛感驚嚇。

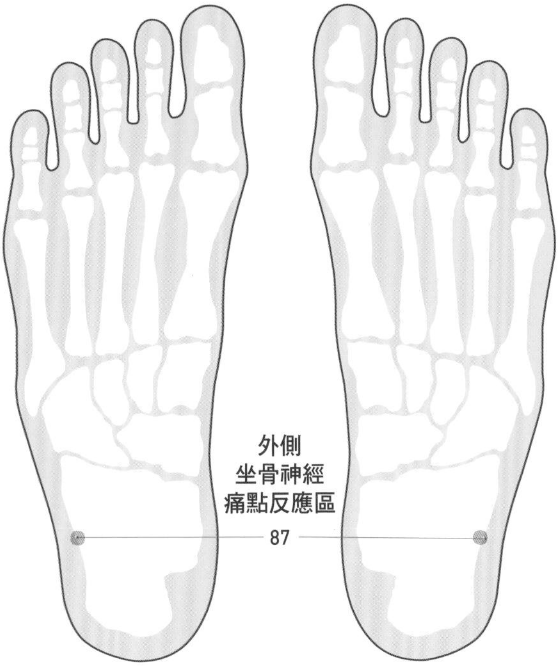

病理反應現象：有極敏感的痛覺反應。

編號
88

腳背心臟（Heart-torsal）反應區

心臟本身所需的氧氣主要靠三條分枝的冠狀動脈供給，當供應心肌血液的任何一條冠狀動脈發生狹窄或阻塞時，就會阻斷心臟的氧氣及養分供給，導致心肌缺氧，引起心衰竭或心律不整而導致死亡。急性發生的就是心肌梗塞；慢性的常有心絞痛的情形。

本反應區與腳底心臟反應區，同樣反射心臟的狀況，可相互印證。比較多的時候，本反應區會反應心臟本體的血液營養供應情形。

五行：屬火。

反應區圖顏色：紅色。

反應區位置：左腳背第四中足骨遠心端三分之一處。腳底心臟反應區垂直對應於腳背的地方。

適用症：心絞痛、心肌無力等心臟問題。

FJM施作手法：以徒手操作；運用拇指推法，以指腹稍加壓力推壓，宜控

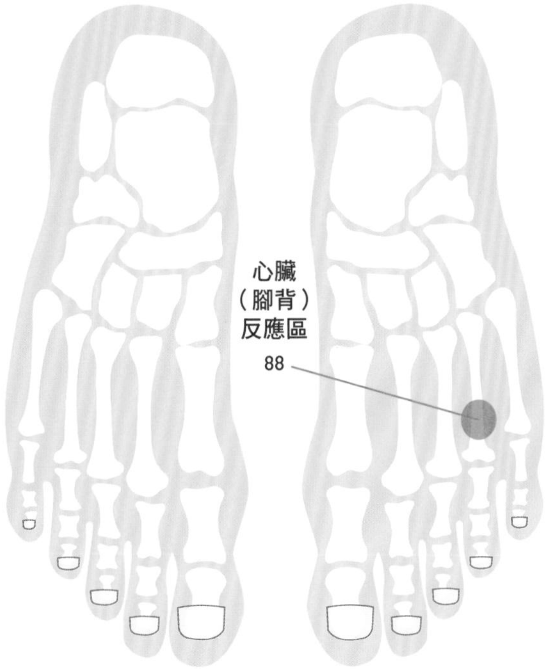

制力量不可太用力。不可使用操作棒。

病理反應現象：有敏感的痛覺反應。

編號
89

腋下淋巴（Axillary lymph）反應區

腋下淋巴是上肢和胸部匯集淋巴的位置。有關淋巴系統，包括：淋巴管、淋巴結跟淋巴組織，能抵抗外來病菌等微生物或抗原的入侵，是人體的免疫防衛系統。淋巴管內的淋巴球是一種白血球，可以防禦外來異物及內在異常細胞的侵襲。當身體在對抗入侵的病菌時，淋巴結內部的淋巴球會快速增殖，而淋巴結則會腫脹。

五行：屬土。

反應區圖顏色：黃色系。

反應區位置：腳背部第四、五中足骨骨縫與第五中足骨遠心端二分之一處。

適用症：上肢發炎，乳部病變、腋下淋巴腫脹、腋下部的腫痛。

FJM施作手法：以徒手操作；運用拇指推法施作腳背扇形推法、第四趾縫推法，使反應物逐漸軟化消散。不可使用操作棒。

病理反應現象：反應區腫脹及敏感痛覺。

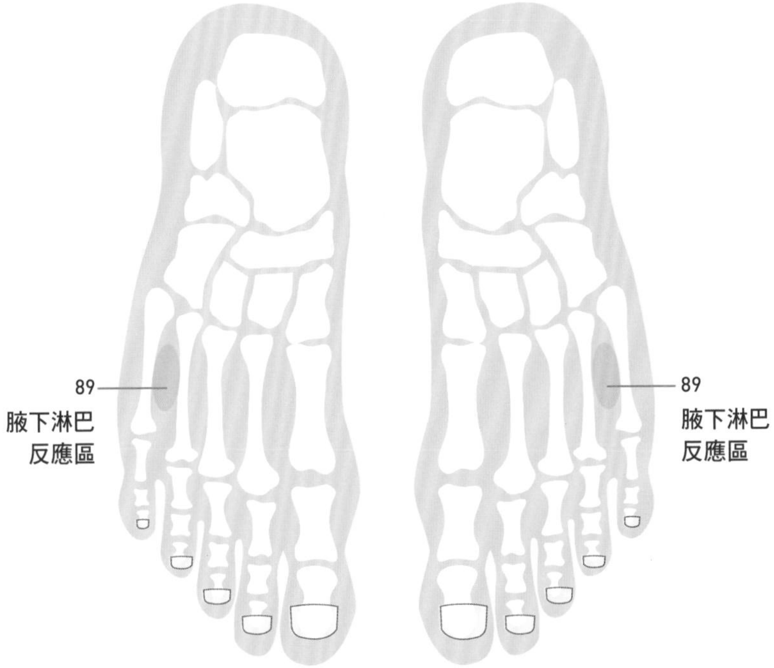
89
腋下淋巴
反應區
89
腋下淋巴
反應區

第5章

身心療癒的FJM

身體是機器嗎？

生病了打針、吃藥；一如機器壞了修理、換零件？

西方醫學相信人類的身體是一個實體，就像一部機器，需要不斷添加燃料能量，才能工作；所以人類必須吃飯喝水，身體才可以正常運作。學校的「健康教育」也告訴我們，生病了要看醫生，打針吃藥，病才會好。也就是說，在身體內發現了病毒就消滅掉，以免身體器官受到疾病的影響。如果身體的器官出了問題，就應該像汽車故障一樣，要加以修理；壞了的地方，要不更換零件，要不就切除。這是治療症狀，這樣的醫療思維與作法，我們稱之為「對抗療法」。

對抗療法（西醫）創造了許多令人驚嘆的成就，例如：盤尼西林、各種疫苗、器官移植、雷射手術等。挽救了無數生命，讓千千萬萬人免除了病痛的折磨，也大大延長了人類的壽命。因此，把身體視為機器，出了毛病就修理，好像很有道理。

但是對抗療法未必能解決一切問題；例如，藥物的副作用。使用藥物解決了一個疾病之後，很可能因為藥物副作用而衍生出另一個病痛。除此之外，濫用抗生素，也會讓病毒為了生存而產生各種變異，以對抗我們吞入的藥物，也就是所謂的「抗藥性」，甚至演化出很難被殺死的病毒，這已是既成的事實，西醫界對這個問題非常的困擾。

任何藥物進入身體後，都需要肝、腎將其排出體外，吃太多的藥會造成這兩個臟器的負擔。台灣世界第一的洗腎比例，似乎也在告訴我們，藥物不能完全解決病痛問題；而有些疾病則是還沒有找到藥物可以治療，例如：失智症、多發性硬化症、重症肌無力……。

身體不像機器那麼單純，還受心理、情緒的影響

人的自癒能力，含括了「生理的復原力」與「心理的復原力」。

在已知的醫學領域中，我們知道有許多疾病的發生，和生活壓力有相當程度的關聯。例如：胃潰瘍、心因性心臟病、高血壓、腸躁症、倦怠……等。因此，如果把身體視為一個機器所衍生的醫療思維，就不能完全解決人類身體的病痛。

隨著佛教傳入中土，印度古老的自然醫學也隨之進入了古老中國，再加上中國原有的陰陽平衡觀，以及五行相生相剋原理，衍生可以標示出人體臟腑之間互相關聯、運行不息的小宇宙概念。此觀念以「氣」運行於經絡，而連繫身體各臟腑，使得臟腑之間會相互影響，而讓病情傳遞變化。因此，也把人的身體看做是一個完整的能量系統，並運用草藥、侵入式針灸等方法，刺激調節人體內能量的流動，冀求恢復能量的平衡運行，以此確保身體的健康。

自然療法領域裡強調內在意識，情緒是主導身體的重要關鍵。我們綜合各領域的論述，呈現出意識情緒與身體上的各種腫瘤病變的關係：

腸胃癌與生活緊張度的壓力；肺腺癌與感情的壓抑；肝病與長期的勞苦；乳癌與長期自我高度要求。

腳是整個身體的縮影

FJM把身體的足部，視為整個身體的縮影，在足部的各個反應區施予刺激，會協助整個身體各個組織器官進行自行療癒，而使身體獲得健康。這個把身體視為一個整體的觀點，和中醫學整體觀的看法是一致的。特別要提的是，FJM的「整體觀」是指「全人」的整體觀；也就是除了身體之外、還包括心理（情緒）及靈魂（信仰）。

FJM不只可以在生理上解除身體不適的狀況；更是為了療癒個體的生命。FJM師傅不僅能為生理的健康提供幫助，也能為人的內在平安服務。療癒是幫助人恢復成一個完整的個體，尋回失落或遺忘的部分，擁抱那些被隱藏、扭曲、否認的部分。

足部是很敏感的地方，但是我們很少關注自己的腳，更不會輕易讓別人觸碰它。一般人願意讓足療師觸碰自己的腳，就需要很大的勇氣和信任了。接受ＦＪＭ本身就是一趟信任之旅，施作者和被服務者之間要彼此信任。不僅ＦＪＭ的師傅要做好準備，調整自己的身心狀況處於很穩定的狀態；也邀請被服務者的主動參與，一起全心全意投入發掘內在的力量。

ＦＪＭ的身心整合與五行中的五種情志

現在我們從ＦＪＭ的觀點，對中醫學五行臟腑學說及西醫學的生理解剖學，在生理與心理／情緒的關聯這方面，做一些較深入的討論。中醫學中的五行（木、火、土、金、水），不僅對應五臟（肝、心、脾、肺、腎），也對應五種情志（怒、喜、思、悲、恐）。古老的中醫學就已經發現，生理與情緒之間是有相對應的關係。

情緒如何影響生理？

在現代先進的醫學中，經由精密的生理解剖發現，下視丘是位於腦部的一個小小腺體，情緒就是在這裡轉化為生理反應。在這裡，有一種叫做「神經肽」的物質，是身體內幫忙傳遞訊息的分子。神經肽負責傳送各種資訊，包括：想法、感覺和經驗……等。我們的心靈和肢體，就是以這種方式緊緊的連結在一起。使人在悲傷時會掉眼淚；看到喜歡的人會高興、會臉紅；害怕時臉色發白；有時也會氣得混身發抖。

下視丘是神經肽的接收器，也負責控制腦垂體、腎上腺、食慾、血糖濃度、體溫的恆定，以及心肺系統、消化系統和循環系統的自主功能。它會不斷地釋放出維持系統平衡所需的化學物質和荷爾蒙。當我們接受到壓力時，整個連鎖反應就會影響到身體的每一部位。

情緒影響生理是無庸置疑的，而心理／情緒的傷害，不僅傷害生理的功能運作，甚至可能造成生命的傷痛。FJM師傅需瞭解，在生理上幫助人解除痛苦應該追本溯源，經由撫平內在深層的傷痛，使生命獲得療癒，進而達到真正的健康。

在前面的章節中，我們曾對中醫學中的陰陽、五行學說及經絡學理論，做了一些認識。以下我們從五行學說的角度討論情緒；再探討五臟與生理及情緒的關聯；最後我們談談一個學習FJM的師傅，除了技術之外，還要具備什麼樣的能力，才能夠真正的幫助一個人療癒生命。

情緒對五臟的影響

◉怒氣傷肝

木：「木曰曲直。」即木的特性是能曲能伸。木代表生長發展力量的性質。宇宙萬物具有生生不息的功能。石縫中的小植物，在生長過程中能把石頭頂開，這種向外的精神和力量，就是五行中「木」的特性。木行的情緒狀態是「怒」，也就是生氣、憤怒。歷史上因發怒而導致重大事件者不勝枚舉；現代一般人常常選擇節制怒氣，遇有不如意、討厭的事等等，容易委曲求全，忍一忍就過去了；一旦感受到事情實在太過分、欺人太甚，再也不願意忍受時，通常就會爆發憤怒。我們不討論因發怒而衍生的外部影響；我們關心因發怒而導致身體的變化。

身體的肝屬木，情緒需要適當的舒展，但是暴怒容易傷肝，經常發怒、生悶氣，或是壓抑痛苦的情緒，都會對肝有不良的作用，容易導致肝的病變。

◉狂喜傷心

火：「火曰炎上。」就是火具有溫暖、發熱、向上的特性。

凡是具有溫熱、沸騰、茂盛性質的事物或現象，都歸屬於「火」。火行的情緒狀態是「喜」，也就是高興、快樂。所謂人逢喜事精神爽，當有了高興的事時，覺得人人可愛、事事順心，對人也特別友善、熱情，也特別願意幫助別人，覺得社會充滿溫情，人間到處有情天。

心屬火，心情保持愉快，對心臟是件好事，但要避免毫無節制，或無法節制的表達喜樂情緒，注意「狂喜傷心」。有人笑點太低，常因一個笑話而大笑，甚至笑得喘不過氣來，這便有害身體。有人買彩券，中了第一特獎，獎金好幾億，狂喜之後休克倒地不起，就是因為太高興，刺激太大導致心臟負荷不了。

◉思慮傷脾

土：「土曰稼穡。」稼穡指的是農作物的播種和收穫。土就是大地，大地無物不負、無物不載，提供所有生物生長所需的養分，也收納、分解所有死後的生物，再化生養分滋養其他。

凡具有生化、承載、收納性質的事物或現象，都歸屬於「土」。人是雜食性動物，除了某些因宗教信仰或生活習慣，對有些食物禁忌外，一般人幾乎什麼都吃，追求美食珍饈奇味，是多數人的喜好。

土行的情緒狀態是「思」，也就是思慮。人有很多不同的思慮，以作為各種行動的依據。有思慮而無法解決，進而陷入思慮漩渦的人，一般食慾不好，吃不好、睡不著。脾屬土，憂思傷脾。脾和胃互為陰陽表裡，中醫認為都是消化系統。所以稱營養不佳是脾胃不開。人會思考，創造了多元的人類文明；但若因思慮過度，影響消化，或胃口不佳、吃不下飯，造成營養不良就不是好事了。

◉大悲傷肺

金：「金曰從革」，從是服從；革是革除、變革。

金具有能順從的柔，也有能剛強革除、變革的肅殺，以及清除汙穢使之潔淨的清潔性質。凡具有這類性質的事物或現象，都歸屬「金」。金行的情緒狀態是「悲」，人生不如意十之八九，遇到不如意的事、令人傷心的事，難免有悲傷的情緒出現，現代醫學專家及心理學家，也都認為偶爾哭一哭，流些眼淚，不僅有利於眼睛本身的清潔，也將悲傷的情緒隨著淚水流出。平復心情，是有利於身心的健康。肺屬金，「大悲傷肺」，過度悲傷憂愁會影響肺。

◉驚恐傷腎

水：「水曰潤下。」水代表冷藏凍結的意思，水具有滋潤、向下和閉藏的特性。

凡具有寒涼、滋潤、向下和閉藏性能的事物或現象，都歸屬於「水」。水行的情緒狀態是「恐」，也就是恐懼和驚嚇。所謂「如履深淵，如履薄冰」，隱藏真正的想法、感受，讓它們藏在陰暗的內心深處，不輕易讓別人知道。如此戒慎恐懼，是許多人行事的作風。

腎屬水，「驚恐傷腎」。中醫學家認為過度驚嚇，會傷腎氣，容易導致大小便失禁。一個人經常提心吊膽、戰戰兢兢地過日子；怕東怕西的生活情境，會使生殖泌尿系統發生問題。而突然的大驚嚇，也不利於腎系統，一般人口語中，常有「嚇得屁滾尿流」的說法，正是這個意思。

五種臟器系統與情緒之間的關係

五行對應肝、心、脾、肺、腎五臟。這裡的五臟並非指的是五種單一的臟器，而是指五種相關屬性的器官系統。五行中相對應的五種情志，也就是怒、喜、思、悲、恐五種情緒。

五臟和五種情志之間的關係，即是中醫學領域中常被提到的：「怒極傷肝」「狂喜傷心」「憂思傷脾」「大悲傷肺」「驚恐傷腎」。這五種身體相關臟器系統與情緒的關聯。以下讓我們一起從生理解剖及生命療癒的視角，探討五種臟器系統所關聯的生理與情緒問題。

◉肝系統

中醫五行學說中「肝」屬木行，同屬木行的組織器官有：肝、膽、膽管、眼睛、爪及筋等組織器官。

肝臟

肝和膽互為陰陽表裡，也就是說，肝和膽二個器官會相互影響，互為依靠。在中醫觀念中，肝臟是儲存憤怒的器官，特別是壓抑於內心的憤怒，這些怒氣累積在這裡，到最後終會爆發出來。

從生理學而言，肝臟是人體的化學工廠，有毒物質幾乎都在這裡分解；有部分的血液會貯存在肝臟；肝臟也和消化作用息息相關，肝會分泌肝汁到膽囊儲存，並濃縮成為膽汁，膽汁能分解脂肪。肝臟能將身體吸收的營養，以脂肪的形式儲起來，是身體重要的能量來源之一。肝所貯藏的能量和血液，會在身體有需要的時候釋放出來使用。

肝臟不好的人往往消化不良，胃口不佳、性能力低落、倦怠，或許還有頭痛及眼睛的問題。酒精、食物中的化學物質、有毒物質等都在肝臟進行分解。經常喝酒的人，也許知道酒精的害處、也許不願知道，即便瞭解醉酒、過量酒精對身體有很大的危害，但就是戒除不了，而成了酒癮。所謂上癮就是，即便自己知道超過了界限，但還是不斷的去做，便吸收更多的有毒物質，來掩飾已經中毒的事實，似乎無法分辨什麼對自己是有害的物質。

在ＦＪＭ實務經驗中，我們清楚地知道，很多肝臟功能有狀況的人，脾氣容易不穩定。人是情緒的動物，有喜怒哀懼，在生氣時，會臉紅脖子粗、手握拳頭、肌肉緊繃。是因為腦部情感區，感受到身體此時要表達「怒」的情緒，但全身的血液量是一定的，無法抽用其他器官中的血液，因此只有肝臟中貯備的血液可以立即拿出來用，於是，緊急命令肝臟擠出肝中的藏血，運送到臉部、頸部、緊握拳頭的手部肌肉，以及生氣時全身緊縮的肌肉群。常常發脾氣、輕易就能生氣的人，經常使肝臟的「氣機」處於激動的狀態，難怪容易傷害肝。

我們為什麼容易生氣呢？是什麼樣的事令我們生氣？我們是不是無法分辨哪些事是我們需要的，哪些是我們不要的，是事情超過了我們的底線嗎？我們清楚我們的底線在哪裡嗎？

健康的肝為我們貯存滿滿的生命能量，直接反映我們樂於擁抱生命、熱愛生命，讓我們擁有豐厚的內在力量，以及豁達的人生觀。

膽

膽是貯存肝汁的地方，膽囊濃縮肝汁後成為膽汁。膽汁是一種很苦的綠色液體，可以分解脂肪，讓身體消化吸收。膽囊被割除的人，因為缺乏膽汁，會有很長的一段時間，一吃到油膩的食物，因為無法吸收而立即上厠所排出。缺乏膽汁表示消化的時間需要更長，可能感覺噁心想吐，這也許意味著我們分解吸收外面進來的資訊變困難。

一般人常說：「惡向膽邊生。」膽給人的負面情緒感覺好像表達是決斷、專橫、惡意、憤恨等。膽汁突然增多，暗示著一個人從內部突然升起一股怨恨、怒氣。是什麼事物讓你難以消化或吸收？是什麼原因讓你大發雷霆或憤恨呢？

無法排出的膽結石會有令人難以忍受的劇痛。結石是由液體凝結而成，如果對應到人的情緒與壓力部分，很大的原因來自內在已經凝固，而沒有排解出來的情緒。如果一個人總是努力取悦別人，却因為別人沒有回報他而憤恨不平，就比較可能出現膽結石。膽結石需要一些時間才會形成，因此代表長期累積的不滿情緒，表示他必須軟化，紓解心中受苦的感受。滿足自己的需求是應該的，拒絕別人的要求，並沒什麼大不了的關係；我們不必以憤恨不平的心態，去面對所欠缺的情況。

眼睛

中醫學稱「目為肝之竅」，從眼睛可以看出肝的健康狀況。肝有問題的人，可以在眼白處發現泛黃的色澤，這是膽黃素在眼白沉澱的表徵，醫生可從這種徵兆做出對肝健康的判斷。

眼睛是靈魂之窗，我們透過眼睛看到別人的存在。有些人的眼睛明亮而充滿生氣，閃耀著智慧的光芒；有的眼睛空洞無神，好像沒有人住在裡面；有些眼睛張得很開，好像什麼都不隱藏；有的則總是半開半張，隱藏在裡面的人似乎不願意被別人看到；有些人的眼睛看起來陰沉富於心計，有些則顯露出害怕；有些人的眼睛很柔和，充滿溫暖的感覺。

我們不只依靠生理的感官來看，我們也靠心理的感覺來看事情，有人會說：「我看得出你強烈的期盼。」看見代表認知、理解和感覺。我們的理性認知難免會受到情緒的感覺所影響，視覺上的問題未必是由實際發生的事情所造成，有時候是因為我們對事情的認知而引起。

白內障是老年人常見視力問題，會使眼睛的水晶體越來越混濁，光線越來越難進入而造成視力模糊。另外，如果害怕看見前方的景象或事物，帶著一種視覺上的恐懼，亦即不願面對這些病痛、無助和寂寞，也意味著感到生命缺乏光明。若不習慣表達自已的感情，而不斷累積沒有表達出來的情緒，容易引發包括：失落感、悲傷、沒流出的眼淚和無法適應外在環境的變化，也會讓眼睛罹患青光眼，造成排淚管堵塞造成眼壓升高。
老年人目睹發生在自己身上的各種改變，熟悉的人、事、物不斷消失，這些變化都不是自己有能力控制的，他們只有悲傷和不捨。能流眼淚是件好事，不僅能使眼睛保持溼潤，清潔眼睛避免感染；更能將心理的情緒抒發出來。我們悲傷或喜悅的感覺，在眼淚中無法隱藏，想流淚、能流淚，就盡情的流吧！只要不是把流淚當成勒索關愛的手段就行了。

筋

筋不只是僅指肌肉和骨骼間的連接，也是指「筋膜系統」，包括：包覆肌肉、神經、血管、臟器的筋膜，包覆骨骼的骨膜、關節囊、韌帶、肌腱等等。筋膜是肢體運動和力量傳遞的重要關鍵；中醫學的五行學說以「木」的蓬勃生機之氣代表肝，爪為肝之華，爪指的是指甲，從指甲的榮枯、溝紋可以知道肝臟的功能狀況。木喜條達，條達是指條理暢達，舒暢沒有窒礙。就是說肝喜歡暢快的表達情緒，難以被壓抑，即便一時被壓抑，但終將爆發。

◉心系統

中醫學認為心屬火行。五行學說中屬於火行的組織器官有：心臟、十二指腸、小腸、舌，血液及血液的脈動，此外，心也影響精神狀態。十二指腸由小腸演化而成，可同歸類於小腸。心和小腸為陰陽表裡，心和小腸相互影響。

心臟

心臟是身體循環系統的中心，由血管組成的網絡，靠心臟的搏動提供推進的動力，將血液輸往全身。十二指腸是身體最重要的消化器官之一，而小腸則是最重要的吸收營養器官。食物經過十二指腸消化後，變成能被人體吸收的食糜形態進入小腸，由小腸負責將食物中人體所需的營養，吸收進入小腸絨毛內的血液中。動脈將充滿氧氣與各種營養素的血液，送往身體每一個細胞，滋養全身，包括心臟本身，讓身體獲得能量持續進行生命活動；而脫氧後的紅血球與身體的代謝物質，則由靜脈血液運送經肺、腎排出體外，血液再回流心臟，循環不已。

心與情緒

五行學說中，心所對應的情緒是喜。喜是溫暖、愉悅、快樂的感覺；開玩笑惡作劇作弄別人，可能好玩、好笑，但那不是真正、持久的喜樂；突然的驚喜會讓人刺激、興奮，也不是真正的喜樂，甚至可能興奮過度，心臟承受不住而發生意外；只有出於真、善、美的事物，才會有真正而持久的喜樂。

真誠良善而美好的事物，內在一定包含著愛。所以喜的源頭是愛，愛才能帶給人真正的喜樂。心臟與血液，對應著我們與愛的關係。血液提供了生命；而愛則賦予生命的意義。生命與愛的相反，是死亡與恐懼。愛是向外擴張，張開雙手擁抱一切，伸手觸摸他人的力量；而恐懼則是退縮、害怕、排斥、拒絕一切的感覺。心所包含的愛是單純的、持久的、無條件的，是赤子之心的愛；然而人生的旅途，不免經歷衝突、創傷，這些導致我們學會不輕易表達愛，甚至壓抑愛，把心封起來。其實失去愛，生命也就失去意義，一如心臟停止跳動，生命也隨之消亡。

二〇一四年吳若石神父成立協會時，就以〈活出愛〉這首歌做為協會的會歌，吳神父常說：「減少別人的痛苦，增加別人的喜樂，是我人生的意義。」他身體力行的帶領他的ＦＪＭ團隊，以實際行動把愛活出來，讓生命充滿意義。

小腸

食物的消化和吸收大都發生在小腸。膽汁、胰液先注入十二指腸，協助分解脂肪、蛋白質等各種營養物質到最小單位，使小腸能吸收到各種養分。在ＦＪＭ個案資料分析中，也呈現出：一個習慣隨時分析事情、或隨時處在高度警覺性、或個性態度上容易抱持已見的人，在小腸部位容易出現明顯反應物，這顯示小腸功能有狀況，弱化了養分的吸收與輸送能力，最後終將影響心臟與免疫系統功能。

為了自己的身心健康，如何放鬆這樣的思考習慣與緊繃的性情呢？柔軟的愛，可能是最重要的舒緩與營養劑了。

血及心血管

ＦＪＭ師傅的實務工作中發現：自我中心、憤世嫉俗、充滿侵略性格、急性子、經常發脾氣的人，容易和心血管疾病發生關聯。在生活型態上，工作緊張，凡事斤斤計較，生活節奏緊湊，沒有休閒活動，或即便有休閒活動，也附帶其他工作或利益目的，如果再加上抽菸、喝酒應酬的生活習慣，很容易在他們的心臟反應區發現病理反應現象。這些被服務者經過醫院檢查或自我陳述，也都證明有心血管方面的疾病。

過於積極追求物質，而犧牲情感上的平衡；或想掌控一切，尤其想控制自己一切感受；或是失去所愛的人，導致悲傷心碎而封閉自己的心，表達對自己不再需要愛。這些需要幫助的人，除了在生理上對心血管的治療外，更需要對生命的療癒。

我們的心臟自母胎中就已經開始工作，直到我們蒙主寵召。心臟是一個強而有力的器官，就算我們不在意它，它還是永不止息的跳動。心臟疾病的發生，可能表示某種不安已經侵入了這個系統，在我們內心深處潛藏著不快樂。一顆開放的心能夠體會真正的愛，只有真愛能化解內心深處的不快樂。

〈遇見一個接待自己身心的療癒園地〉

我們的講師團隊在海內外各地進行各式的講座與培訓課程時，常常要面對無數需要幫助的人，除了好的溝通協助他們和醫生合作控制病情，常常接受ＦＪＭ服務來保護自己外，如果能力所及，也建議尋找適合自己的療癒園地，去旅行或短期修養。譬如：台灣台東的長濱天主堂。古老的長濱天主堂有一片很療癒的花園，到訪的人都發現靜靜待在那裏感受清風徐徐，伴著空氣中太平洋海水淡淡的氣息，身邊是一代代老神父們當年親手種下現已長成高大的南洋杉群……，步調不自覺慢了下來，心也沉靜了下來，身心都受到了安慰，並遇見陽光般笑容、溫暖的心和嫻熟精緻手藝的ＦＪＭ師傅。這裏是國際ＦＪＭ師傅身心整合培育的搖籃，來自瑞士的吳若石神父是這裡的主任司鐸。

◉脾系統

中醫五行學說，把脾臟歸屬於土行，屬於土行的組織器官包括：脾、胃、口唇、肌肉組織和淋巴系統。脾和胃互為陰陽。

脾與肌肉

一般人認為小孩子面黃肌瘦，是因為脾胃不開，所以營養不良、長不好。然而，脾臟在生理學中是人體最大的淋巴器官，似乎和消化器官搭不上關係。值得注意的是，脾有造血和清血的功能，負責過濾血液，排除沒有功能或老舊的血球細胞和外來物質，然後使血液充滿新的血球和免疫細胞。

人體吸收的養分，需要由血液運送全身。如果脾的功能健全，血液運送營養的能力增強，自然因此而增加食物需求量，進而增加食慾。飯量增加、營養加強，再加上適當的運動和休息，身體自然長肉，所以身體肌肉組織的發達和脾有很大的關聯。

脾與情緒

我們確實知道如何照顧自己嗎？

脾臟位居身體最大的淋巴組織，主要擔任清除血液中老舊血球、淋巴球及廢棄物質的功能，若功能減弱意味著人體無法有效率過濾體內的無用廢物，血液無法保持最好的功能狀態，無法提供身體最佳的保護功能。

人是思考的動物，五行學說提及的「憂思傷脾」，也應證了習於過度思考，終將影響小腸的功能，並波及免疫系統。我們注意到有些人體型偏瘦，肇因於他吃不好，消化吸收都受到影響，同時也會在脾臟反應區有不容易推散的反應物。

將自己纏繞在過多舊有的想法、感覺、憂愁和顧慮裡，而影響到我們的日常生活，更會驅使自體免疫功能下降，應該是我們不願意的吧！

免疫系統

脾是最大的淋巴器官，也是身體免疫系統的重鎮；免疫系統除了脾臟外，還有胸腺，以及散布全身的淋巴結和淋巴網絡，主要功能就是確認體內的外來物質的好壞，阻止它們對身體造成任何危害，因此免疫系統代表我們保護自己不受侵略的能力。

免疫系統有二種主要的運作方式：第一、當身體遭細菌入侵，血液中的B細胞會形成抗體。免疫系統會針對每種細菌產生特殊的抗體，當相同的抗原（相同的細菌）再次入侵時，身體就會有免疫力。這就是預防接種的原理。第二、是透過血液裡的細胞特化摧毀病菌，最後由巨噬細胞將異物細胞包圍起來清理乾淨。

免疫系統能正常運作，就代表我們能分辨內在與外在的關係，有能力分辨「自我」與「非我」。如果免疫系統對於外在抗原（如：塵蟎或細菌）產生過度反應，那我們的身體就發生過敏症狀；但如果反應過低，我們可能遭到感染；如果免疫系統對身體內的抗原產生過度反應，那麼它就會開始攻擊自己的身體，使我們身體出現自體免疫疾病；如果免疫系統對內在的抗原反應過低，身體就會發展異常的細胞（例如癌症）。

因此，若免疫系統可以明確分辨自我（正常）和非我（異常），就能打擊非我物質，免疫功能就正常發揮作用。我們擁有這種區分能力，才能確認自己的想法和感受，不輕易受他人影響，使自己不必過度擔心本來就不是自己該顧慮的事；自己也不會創造出過多假設性的議題來自尋煩惱。我們是不是想要維持好身邊所有人際關係？不想得罪人？我們確實瞭解自身在意的是什麼嗎？

一套穩固的感情支持系統，可以增強免疫系統抵抗外來病毒的侵入；當我們面對壓力、憂愁的耐受能力下降時，免疫系統能力也隨之下降。ＦＪＭ強調施作免疫系統時，尤其是在腳背的各個淋巴反應區，通常都是使用雙手，大面積的接觸、溫柔的施作。在培訓過程中，對這一部分的要求是：不僅不會痛，還會讓被服務者感到舒服、感覺受到疼愛與憐惜、感覺受到關懷與被完整的包容。

腳背是免疫系統主要的反應區，包括：上身淋巴、腋下淋巴、腹部淋巴、軀幹淋巴、腹股溝淋巴（鼠蹊淋巴）、骨盆腔淋巴、胸管淋巴及右淋巴幹。免疫功能不僅提供人體在生理上辨識、排除異物；同時也提供個體生命，能分辨各種壓力的來源、真偽、性質，從而面對生活環境中的各種壓力。

〈吳若石神父的辯證〉

吳若石神父在漫長的生命目標與價值辯證中，在心靈進入憂鬱的幽谷底層時，是怎麼走出來的？在全然依賴的天主似乎已隱沒，沒有任何人能成為依靠時，他不放棄繼續辨別、澄清什麼是天主要的？什麼是人間要求的？自己是誰？自己為什麼會在這個位置？最終悟出「全然溫柔的愛」。這個澈悟協助他斷然拒絕負面情緒的誘惑，並使他強烈感受自己身體通透的輕盈與健康，與身心靈整合的喜悅。

吳若石神父對於強化免系統有他特別的感受。他認為FJM能幫助人的免疫系統，讓人不容易生病，也比較能接受各種壓力和挑戰，但是需長期接受施作。平均一週接受一次FJM師傅的施作，一、二個月後就開始有效果了。但如果只是偶爾做一、二次的人，在這方面比較看不出效果。

胃

胃是重要的消化器官，食物在這裡被胃酸腐熟後，會進入十二指腸進一步消化和吸收。胃是我們儲存擔憂的部位，心裡有事時，總是吃不下飯，即便勉強吃了，也吃得不香。胃部裡的消化酶、胃酸，伴隨著心裡的焦慮不停地翻攪，直到我們再也無法忍受時，各種胃部疾患也就隨之而來。不過，還是有許多人會用食物來平息焦慮，造就了許多壓力型肥胖的人。

我們和食物的關係，和我們如何被愛、情感如何受到滋養有關。有人情感受挫折，會吃個不停，試圖填滿內在的無底洞。小孩子可能會故意多吃一點，以獲得父母的讚美，因為他無法得到真正需要的愛。

胃口不振也許是表示一個人渴望與世隔絕，不再攝取任何食物。親密關係破裂後，常出現這種現象，可能好幾天不進食，不讓受傷的內在受到滋養。他們很需要愛和關注，卻無法表達出來。需求無度的胃口，表示此人個性上喜歡狼吞虎嚥，偏好快速的取得各種訊息、關係或經驗，較缺乏遠見和智慧。

◉肺系統

五行學說把五臟中的肺歸屬於金行。同屬於金行的組織器官有：肺、氣管、鼻、支氣管、喉頭等呼吸器官，以及大腸（包括：升結腸、橫結腸、降結腸、乙狀結腸、直腸）、肛門等排泄器官，以及皮膚、毛髮。

肺與皮毛

嬰兒離開母體，吸入第一口空氣後奮力呼出，哇哇大哭的聲音宣告：「我來了。」人體的肺功能自此開始。肺藉著呼吸的作用，協助心臟將血液中的二氧化碳排出；而吸入肺中的氧氣，則由循環系統經血液輸送到體內各組織器官，以及身體表面的皮膚。

毛髮附著於皮膚之上，對皮膚有保溫的作用。而皮膚的毛細孔的開闔，用以協助體內熱氣的散發，以及禦防體外寒氣的入侵。所以說「肺主皮毛」，指的是說肺的功能好，就能照顧到表層皮膚的毛細功能及滋養，除了使身體免受寒氣的侵襲，也能使皮膚細膩。

皮膚（包括：毛、髮）是身體涵蓋部位最大的器官。皮膚能排汗、預防感染、避免外物侵入身體、調節體溫、預防脫水等功能。我們透過皮膚認識世界；外界也透過皮膚認識我們的外觀和感受。緊張時皮膚會出汗；恐懼時會起雞皮疙瘩。司法單位的測謊機器，正是運用人受到心理／情緒的影響，所導致皮膚出汗、體溫出現變化等現象而研發的機器。

皮膚代表著個人和外在世界的界線，ＦＪＭ團隊在許多與外界溝通有長期障礙的案例裡，也注意到發生與他人皮膚觸覺抗拒的現象。觸覺是皮膚重要的功能，有安全感的觸摸能傳達關心、信心、熱情、愛、溫柔和安全感等。在許多案例裡，觸摸的恐懼也會透露出內心深處無法與人分享自己，或來自曾經遭受侵害的痛苦觸摸經驗所致。

觸覺是皮膚重要的功能，觸摸能傳達關心、信心、熱情、愛、溫柔和安全感等。

我們不自覺自心底散發對他人的接納，如同我們喜愛他人也自心底接納我們一樣，我們將會激發人對生命的喜悅與喜愛。

肺與情緒

我們的呼吸是由自律神經系統控制。無論我們睡著或清醒，甚至在無意識狀態時，呼吸都會自主進行，無論驚慌失措時呼吸淺短而急促，或是放鬆自在時呼吸深遠而平緩，更甚者，肺部以大口的喘息來表達悲傷與哀愁。吸氣和呼氣對人來說，是再自然不過的事。

人的情感交織著喜悅與悲傷。喜悅的情緒會帶動較活絡的身心活動，真正心靈輕鬆自在的人，也較常出現平緩而深沉的呼吸。反之，悲傷的情緒若一直縈繞不走壓抑心中，人會覺得沉重到無法進行深層呼吸，呼吸於是會變得越來越淺，吸進去空氣量越來越少，肺功能趨弱體內的供氧量也就越來越少，進而影響整個身體各部位的機能，所以中醫學認為「大悲傷肺」。

人生的第一次呼吸，就是出生時讓肺部膨脹的那一口氣，自此便與母親在生理上分離。在心理學與輔導諮商領域紀錄裡，胎兒在生產過程中的創傷（例如：產程過長、臍帶繞頸、呼吸受阻……等），會產生很深刻的生命記憶，可能對未來人生的旅途中遭遇轉折或關鍵時，產生影響。兒時創傷研究報告更指出，深呼吸能做到什麼程度，能否以輕鬆的態度，面對生命中每一次的重大改變，會與出生時的呼吸經驗有關。

肺功能在這樣的層面上也回應著我們是否能好好接納並接待自己的生命，或是想讓別人接管我們的生命。我們都願意好好深愛自己的生命與經歷。

鼻

鼻子是呼吸的門戶，我們利用鼻子吸入維持生存的氧氣，在這個層面上我們和生命的關係就反映在鼻子上。也許吸進來的空氣，讓我們很舒服；也許空氣中有濃濃的臭味，讓我們想離開；不管如何，我們都必須呼吸空氣。

換個角度看，鼻子似乎象徵著我們需進入自己可能不受歡迎的地方。換句話說，鼻子所代表的意識，可以這樣表示：我們必須尊重他人的隱私和界線，或許我們該給別人更大的空間，盡可能不多管閒事。因此，普通的鼻塞時，讓我們吸不進空氣，有可能是暗示自己抗拒某件事或某個人；當ＦＪＭ師傅處理客人的鼻子反應區時，即時的效果讓鼻子突然暢通無阻時，我們常常可以強烈感受到客人由衷的喜悅，似乎那莫名的糾結憑空消失了。

喉與聲帶

喉嚨是吞嚥食物的地方，喉嚨的下半部是喉部或聲帶。聲音是一個人獨特的表徵之一，世上沒有兩個人的聲音會完全一致的。

喉部的問題通常和害怕說話，以及壓抑內在感受有關。喉炎會造成喉部發炎腫脹，聲音變沙啞或完全失聲。喉炎有時伴隨感冒或過度憤怒而發生，當我們必須說出某件事而特別緊張時，也會發生這種狀況。

失去聲音表示我們什麼也不能說，因此我們獲得暫時的安全感。有人目睹極度可怕的事情，有可能突然說不出話來，這是因為深度的恐懼讓他無法發話。失去聲音表示自己和內在的力量失去聯繫，無法表達自己的能力；回復自己的聲音，表示找到自己的勇氣和獨立的能力，可以站起來為自己據理力爭。

大腸

大腸主要的任務就是製造和儲存糞便，將體內不要的、無法吸收的穢物排出，若排不出去積留體內，則維持生命的食物可能也就進不了。肺能排出廢氣和能排出糞便的大腸，同為排出的器官。憋住一口氣有利於排便，應該是大家都有的生活經驗；一次順暢的排便，會讓人神清氣爽，呼吸通暢。中醫學認為肺與大腸互為陰陽，平衡陰陽是中醫治病的方略。

單純年幼的孩子常常直覺以拒絕或接受食物、拒絕或同意排便這兩件事，來與父母玩耍或表達自己的心理意願，在心理意識層面又表達了什麼呢？其實，若身體能放鬆肛門括約肌，也就是順服身體的自然韻律，該排便了就會排便；但若拒絕放鬆肛門括約肌，以違抗自己生理上的需求，大致上有表達拒絕父母的權威的含意。及至成人，害怕失去控制的權力有時也含有固執、不容易放手的心理，也容易出現排泄的問題。

◉腎系統

中醫學的五行學說將五臟中的腎歸屬於水行。屬於水行的組織器官有：生殖系統、泌尿系統、神經系統、內分泌系統、耳、骨骼及關節。生殖系統包括：男生的睪丸、輸精管、攝護(前列)腺、陰莖；女生的卵巢、子宮、輸卵管、陰道。泌尿系統包括：腎、輸尿管、膀胱、尿道。神經系統包括：腦、脊髓神經、神經叢、自律神經等。內分泌系統包括：腦垂體、甲狀腺、副甲狀腺、腎上腺、胰臟、卵巢/睪丸、胎盤。

腎與腎上腺

在生理學上，腎上腺屬於內分泌系統，和腎臟並沒有多大關聯。腎臟的主要功能是製造尿液，尿液由輸尿管到膀胱集中後，由尿道排出。中醫學認為腎和性功能有密切的關係，西方醫學由生理解剖的角度，對這樣的說法無法全然認同。我們應該這麼理解：中醫學所說的腎，指的是整個屬水行的組織器官，這其中就包括生殖系統；而西方醫學所說的腎，就是指那二顆腎臟。

此外，也因為西醫對中醫經絡學中，有關「氣」的運行和作用的說法，沒有完全接受，而產生兩極的看法。實際情況是：腎藏先天之精的說法，仍為多數華人所接受，甚至深信不移。

腎上腺緊貼於腎臟的上方，中醫學並未將腎和腎上腺分開來看待。當我們恐懼時，腎上腺會釋放腎上腺素，血壓因而上升，脈搏也因而加快。遇到突發事故，必須緊急處置時，身體就會啟動腎上腺素以因應變局，是人求生的本能；但如果我們經常出現驚恐情緒與安全感的不穩定，會促使腎上腺不停釋腎上腺素。長此以往，心臟及各部機能就會承受極大壓力，所以說「驚恐傷腎」。

身體內的尿酸會經由腎臟的幫助，溶於尿液中排出體外。但若腎功能有狀況致使尿酸無法順利排出，留存在骨骼關節裡，會引發腫脹而疼痛的「痛風」，使人無法行動。腳趾關節是最容易發生痛風的地方，然而腳趾頭是我們前進時的先鋒，有些痛風的產生是在心理意識裡，意味著對於生活與工作的目標方向讓我們不安。

我們需要足夠的安全感與方向感，讓生命坦然前行。

膀胱

中醫學認為腎臟的情緒狀況是驚恐，而且腎和膀胱互為陰陽表裡。腎臟從血液中抽離出不要的物質形成尿液，它必須能分辨什麼是有害物質，什麼物質是有益的；一如我們在日常生活中分辨那些事物是好的，而那些是不好的必須放掉。

腎臟能平衡血液中的酸鹼值，身體兩側各有一顆腎，象徵我們必須達到其他方面的平衡，例如：陽剛與陰柔、對與錯、外表與內涵等。腎臟方面的問題和我們的人際關係有很大的相關，特別是和我們親密的伴侶的關係，如果陰陽失和，很可能反映在腎功能上。

膀胱根據腎所製造尿液的多寡，藉以決定膨脹或收縮。尿液多時，膀胱壓力增加，腦會下指令放鬆膀胱出口的括約肌，讓尿液排出去，那種排空後的輕鬆感，令人有暢快感。人在著急時會想上廁所；有些人在遇到恐怖或驚嚇時，會尿褲子。排尿把身體各系統內，我們不舒服的感覺清除掉，然後我們就能採取行動了。膀胱的功能象徵各種情緒的抒發，及抒發後的輕鬆感。

腦與神經

腦部是整個神經系統體積最大的部分，左半腦控制身體右半邊，右半腦控制身體左半邊。整個頭部的中心部分約是腦垂體的位置，接受由下視丘傳來的命令，控制著整個內分泌系統。腦垂體中的松果體也是內分泌系統的一部分，和心智才能及性能力有關，它是精神與物質、抽象觀念與相對觀念之間的溝通，和心靈、內分泌、神經系統之間存有密切關聯。

神經系統是聯繫全身所有部位的溝通網路，神經系統受損不通，表示腦部和身體某些部位的聯繫中斷，例如中風；若神經系統出了連結的問題，可能使感官越來越敏銳，變成過於敏感和神經質，也可能太不敏銳形成麻痺，例如面癱；或可能神經傳達有些錯亂，出現神經痛的現象。

頭痛時，血管收縮，腦部供氧量減少。身體常以頭痛的方式，通知我們的生活是不是步調太快、做得太多，神經線路負荷不了。如果我們忽略自我需求，會使身體內部存在一股緊張壓力，從而拒絕血液（能量）的流動，造成身體的各種限制和阻礙。

生殖系統

延續生命的精子和卵子分別由睪丸和卵巢製造，只有當精子和卵子相遇，生命才能延續下去。人類不能只有男性而沒有女性，如同世界不能只有光明而沒有黑暗，或只有付出而沒有接受。這是陰陽平衡，陰中有陽，陽中有陰的陰陽相融關係。

生殖系統的問題通常牽涉到親密關係，包括：接納或拒絕的問題、是否缺乏溝通、創傷的經驗、自我厭惡、是否有足夠的自信或信任的問題等。性壓抑、性創傷或性侵害，都可能造成自尊心低落，進而導致攻擊性提高、想掌控或操縱他人、感覺寂寞、婚姻破裂或挫折沮喪。

男性陽痿的問題多來自心理及情緒方面。兩性之間的溝通不良或根本沒有溝通；也可能是童年時期遭到虐待的關係。隱藏在這些原因之下的是一股恐懼感。害怕親密關係、害怕失去權力、害怕失去控制、害怕和別人分享內在真實感受、擔心自己的表現不夠好。這些恐懼感會讓男人壓抑自己內在的感受，無法有彈性的隨機應變，也克制自己在性方面的表達。男性應該明白的是，真正的男子漢並不是建立在性能力上，而是建立在能否和自我維持更深刻而有意義的關係。

現代女性在兩性平權的風潮下，進入各領域並擔任計劃、決策或執行等角色，不再只是依附在男性之下。在女性爭取更多自主權的同時，我們也看到越來越多的女性因大量增加的工作壓力，出現生殖系統的問題。乳房是女性的象徵，是滋養、培育、關愛新生兒的來源；更是性伴侶溫柔而安全的地方。

但，女性如果不悅納自己，總把別人放在第一位而貶低自己的價值，或不想承認自己也需要被愛和關懷，讓自己長期處在自我高度要求與內在衝突的狀態下，容易引發內分泌失調與生殖系統的問題，乳癌是其中之一。

大地萬物的滋長，需要母性愛的呵護與滋養，女性的意義並不在於她擁有那些身體表徵，而在於她內心深處擁有屬於女性的智慧與慈愛光芒。

耳

耳朵是聽覺器官，能將空氣中微小的震動，轉化為神經脈衝使腦部聽到各種聲音；耳朵也負責維持平衡感。耳朵能使我們聽到聲音，讓我們擁有聽覺。聽覺的另一層意義是傾聽。耳朵出現問題，有時表示我們無法適應我們所聽到的內容。

在許多時候，聽覺的心理層面意義是傾聽，亦即當我們無法適應自己所聽到的內容，習於抗拒傾聽的心理，容易形成聽覺的阻礙，讓我們無法聽進別人說的話；心中想著別的事，也會使我們無法專注的聽進別人的話。

聽力障礙是我們切斷聯繫的手段，不僅斷絕外面的聲音，也切斷了自己的聲音。部分兒童喪失聽力的個案研究，也呈現與情感和心理因素有關。於是，協助孩子能表達內心深處的感受或恐懼，成為很重要的課題。

耳朵的內耳，包括三個互呈直角的半規管，內有流動的液體，可以讓腦部知道頭和身體的位置、形成的角度，進而維持身體的平衡。平衡感在人類心理，佔有重要影響力：天和地的平衡、內在與外在的平衡、自我和他人間的平衡……等，都讓人擁有放心的安全感，人的身心自會平靜。一旦，情感上受到創傷、事情似乎不可控、事情都錯置、所處環境充滿壓力……等，都能讓我們失去平衡感，因為不知道該往那裡去，引發內在的暈眩。

五種情志的根源與影響

怨與恨

情志（情緒）源於心理底層的反應，而怨恨是眾多負面情緒的表面包裝。

「怨」與「恨」並不相同。別人對你造成實際的傷害，會產生「恨」。例如：財物被竊取、職位被奪走、丈夫有外遇、老婆出軌等等。原本屬於自己的，無論有形無形，具體或抽象的，當受到侵犯時，所產生的是「恨」。

「怨」則是源於自己的慾求不滿。當自己的慾望升起而無法滿足時，就會產生出怨氣，怨氣需要出口，而那些擁有你慾求的人，可能就成了你的假想敵。對於敵人，人們通常會找出他的缺失，證明他是可惡的，對你是有傷害的，而且真的使你受傷了。

嫉妒是怨氣的根源

基督宗教把嫉妒視為人的「原罪」之一，因為它是許多負面情緒的根源。我們嫉妒別人擁有我們所沒有的東西，我們嫉妒別人做得比我們好、過得比我們好等等。當我們開始嫉妒時，各種負面情緒就開始出現，我們會生氣、會悲傷、會害怕……，這些負面情緒在初始時是以怨氣呈現，我們抱怨、怨恨、怨嘆、怨天尤人……，怨氣包覆著各種的負面情緒後，會開始侵蝕著體內的臟器，影響它們的運作，對身體健康造成傷害。

怨氣與負面情緒的聯結

慾壑難填，嫉妒心起，怨念隨心，應在身體。

當我們慾望不能獲得滿足時，不免常常興起無謂的心思意念，總想著如何才能獲得想要之物。「思慮傷脾」，過多的思慮會傷害我們的脾系統。

自己在意的東西被別人取走了，而且是被比自己差的人拿走了，這更加令人生氣，「怒氣傷肝」，肝系統開始受到傷害。

想要的東西經由各種方法和努力，終於拿到手，真是令人心喜，但要注意「狂喜傷心」，過盛的興奮會傷害到心系統。

別人輕鬆就得到的，自己卻得用盡各種手段、方法，就是不能如願，這是一件令人悲傷的事，所謂「大悲傷肺」，肺系統會在這種情緒下受傷。

好不容易從別人手中搶來的心愛之物，總擔心別人再搶回去，所以得時時刻刻防著，擔心受怕的恐懼情緒即所謂「驚恐傷腎」，腎系統會因恐懼情緒而受傷。

覺察與解脫

一位兒子在校被同學殺死的母親，她在傷心欲絕之後，做了一件了不起的事。這位母親到監獄探視殺死兒子而在服刑中的那位同學，她張開雙臂擁抱他，她原諒這位害她失去兒子的學生，原諒他無知的暴行，原諒他對她造成的傷痛，同時她也讓自己走出喪子的悲痛。她沒有讓自己陷在仇恨的情緒裡，而一輩子處在傷痛中。仇恨不能讓自己從悲痛中解脫，只有愛和寬恕可以。

要解脫被怨氣包覆的各種負面情緒，並不在原諒別人。因為所有敵人，都是自己創造出來的「假想敵」，我們要放過的是自己。嫉妒為自己創造了許多假想敵，有時只因風聞某人成就了某些事功，嫉妒心就燃起對他的怨恨，即便並不認識他，但他就是恨上某人。只有先覺察自己有可怕的心魔，才有可能讓自己不受這些負面情緒的影響。時時覺察自己內在的真實感受，並且分辨情緒的來源，我們才有可能走出負面情緒對身體健康的影響。

ＦＪＭ的生命療癒工作

不經一番寒澈骨，焉得梅花撲鼻香。

手裡有的，才能夠給別人。

一九八五年十一月在花蓮天祥青年活動中心，當時擔任天主教花蓮教區主教的單國璽樞機，為天主教花蓮教區所屬的公東高工三年級師生進行一場演講。筆者當時在公東高工任教，雖然時距今日已經三十四年，但當時演說的重點至今仍銘刻於心——「心中沒有愛，沒辦法給出愛；一如空著的手，無法給出錢財。」

為別人療癒生命的工作者，如果自己的生命沒有被療癒，可以進行這項精細、敏感，需要無數愛心和耐心的心靈工程嗎？吳若石神父協會的工作夥伴們，有許多人都經歷了自己生命中的驚濤駭浪、痛苦折磨，而他們大多也接受了ＦＪＭ的生命療癒過程，從而展現發自內心燦爛的笑容。

◉被壓力壓傷了腰的人

S君是吳神父協會中的一位重要工作夥伴，一日無意間一個彎腰動作，觸動了他腰臀部位發生劇痛，工作夥伴們立即施作FJM，雖稍微緩解該部位的疼痛，但那隨時可能再次爆發錐心疼痛的感覺，讓S君忐忑不安。夥伴們知道這絕不是單純閃了腰的問題，在接下來的幾次施作FJM之後，夥伴們刻意和S君聊聊天，說說內心話。

和協會其他的工作夥伴一樣，S君全心全力地投入協會工作；所不同的是，因為能力強而被賦予更多重責大任，而他也從沒喊過累，工作一件件的扛了下來。壓力除了會影響內臟的運作外，對於肩、背、腰的肌肉群，也會造成傷害。

長期以來，吳若石神父協會在缺乏經費、又人手不足的情況下，完成了各項工作目標，帶領協會走向受各界肯定的境界，他腰背的肌肉早已因各種壓力的肆虐而受傷嚴重；近年來又承擔了募款籌建「吳若石神父健康服務中心」的重大工作，他那已然承受重大壓力的腰背，對於這要對人彎腰的工作，顯然再也挺受不住而直接宣佈罷工。

協會中每位重要工作夥伴，都各有各的工作分配和責任承擔，事實上暫時也沒有人能頂替他目前的工作。但生命療癒並不是卸下他的工作負擔，而是幫助他認清自己的能耐，知道自己實際的狀況，承認自己有所不足，感受到其他夥伴的支持，瞭解到自己是和一群人共同工作、共同承擔。能意識到自己不是一個人孤軍奮鬥，會使人變得更為強大，進而可以承擔更大的重擔；能承認自己能力確有不足的地方，反而能使人更加成熟、強壯，從而能完成更多的事情。

夥伴們熱情的施作ＦＪＭ，安靜的聆聽他內心底層的聲音，他的生理受到了調理，那孤獨而疲憊的心靈受到了撫慰，一個星期後，腰痛好了，接著又到外面衝鋒陷陣去了。

◉有口難言的人

W君是吳若石神父協會ＦＪＭ講師團隊的一員，自二〇一六年起受派遣到中國，推廣真正的吳若石神父足部反射健康法。二〇一九年春天，在唐山天主堂的研習會中，突然喉頭沙啞，聲帶發不出聲音。唐山天主堂內設有診所，醫生診斷為急性聲帶發炎，但服藥後未見好轉；回台灣後，夥伴們積極的施作ＦＪＭ，但聲音沙啞低沉，仍無法多言。在夥伴們的細心引導下，W君慢慢的回想起在大陸研習時發生的一些事情。

吳若石神父自一九九四年起，曾多次到中國大陸許多城市教授他的健康法，在大陸引起很大的迴響。但吳若石神父總是無法好好的教學，因為始終有人會「體貼」吳神父的辛勞，而幫他上課。回台灣後，吳若石神父對夥伴們表示：「他們很好心幫我上課，但是他們說的我都聽不懂！」經過幾次不愉快的經歷後，吳若石神父終於表達再也不去大陸上課了。原來有一些人，利用吳若石神父的名義，發展自己的足療事業。他們並不在乎足部反射學能帶給人們什麼樣的好處，他們在乎的是這個新出現的玩意兒，能帶來多大的商業利益。

吳若石終究是一位天主教的神父，他關心大陸同胞的健康，一如他關心台灣同胞的病痛。因此，他成立了自己的協會，培訓ＦＪＭ的講師團隊，派遣他們到海內外推廣ＦＪＭ，為他以前沒能好好上好足部反射學的課，做最深切的補贖。

Ｗ君是分派到大陸講師團隊中的一員，如同其他的講師一樣，總是盡心盡力的參與每一次的研習課程，同時也努力更正許多不正確的傳言。包括：吳若石神父沒有授權給任何人，當他在大陸的代言人；吳若石神父沒有收乾女兒；吳若石神父沒有開公司；真正吳若石神父的方法就是ＦＪＭ等等。

在事發的那次研習中，一位學員提及吳若石神父在大陸開了一家公司的事。Ｗ君知道這是有人利用吳若石神父在大陸的高知名度，所用出來新的詐騙手法，目的就是騙錢，但一時之間竟對這等惡劣的行徑無法制止。Ｗ君在氣急敗壞但又無法以簡單的言語說明事情原委的狀況下，出現了聲帶無法發聲的情況。

無法開口說話就不能上台講課，這反倒給了W君休息的機會。在這段暫時停歇的日子，FJM成了他最大的享受，而深刻的心靈對話更不斷釐清他心中的界線。聖經上說：「凱撒的歸凱撒，天主的歸天主。」是人該盡力的事情盡力做好就是，該交給天主處置的，天主自會處置。他體會了凡事依靠天主的真諦，以充滿愛德的聲音，更認真的上好每一堂FJM的課程，而不急於否認和解釋。

病痛的根源往往在心理的底層

要瞭解病痛的根源，許多時候並不那麼容易，因為對大多數人而言，認清自己內心深處的負面情緒是很困難的。

有一位經常接受FJM施作的客人，長期以來在右腳底，肝臟反應區一帶，始終有反應物現象呈現。師傅們清除了反應物之後，不久之後又會再生成。這位常客表示，感覺自己整個人常處於疲憊的狀態。師傅們和他討論後，決定為求保險起見，請這位常客先到大醫院做詳細的檢查，檢查的結果也呈現肝功能不正常的現象。

為什麼FJM足部反射健康法，不能解決這位常常接受FJM的客人的肝功能問題呢？是對某些人有效；而對某部分人沒有效？還是對某些生理狀況有效；而對另一些則無效呢？其實，這是因為這位常客的病痛的根源，一直沒有被解決的緣故。

這位常客是某學科領域的專家，畢生精力盡投入其中，也教導了許多學生，有許多的著述，所以他無法接受其他的人對他專長領域的挑戰，即使只是一點點的質疑，也會引發他強力的情緒對抗，但多年來他對他這方面的情緒狀況毫無查覺，所以談不上想要改變些什麼。

一位非常有經驗的ＦＪＭ師傅在為這位客人服務時，發現了這個客人對某些話題非常敏感，經過多次的服務及特別的談話，協助這位常客分辨和別人對話中的真正意思？進而釐清自己的負面情緒狀態。

別人真的是在質疑嗎？

是質疑理論？還是質疑我這個人？

我真的生氣了嗎？

我生氣是因為別人膽敢冒犯我嗎？

我用什麼方法堅持我理論的正確性？

理論有沒有可以變動的可能？

所有的理論都必須經由自己才能完成嗎？

我愛自己嗎？害怕自己受傷嗎？
是什麼最容易讓自己受到傷害？
別人總是在攻擊我嗎？
我看得到別人的優點嗎？
欣賞別人和愛別人會傷害到自己嗎？

在這位常客的心理底層，最大的負面情緒就是：他害怕別人比他強，所以他不願意承認別人比他優秀。因此，當別人稍微觸及他專長領域時，便立即選擇抵抗戰鬥，終致自己經常處在忿怒的負面情緒中，進而在生理上呈現出病痛的結果。有人說：「江山易改，本性難移」，但負面情緒不是本性，只是自己不清楚源由和影響。

當自己意識到負面情緒影響到身體健康、社交生活，而願意改變時，改變就會發生。在慢慢改變情緒狀態，不再將別人的優秀當成威脅，進而欣賞別人的優點、愛別人，從而減少了負面情緒的發生，真正的愛自己。

在施作過程中偶爾的交談中，師傅點出關鍵性的問題，他也常進入自我省思的狀態。幾個月後奇妙的事發生了，足部相關反應區的反應物不見了，再到大醫院檢查，肝功能一切正常，整個人也顯得更快樂了。他的自省療癒了自己，ＦＪＭ師傅只不過為他施做很棒的足療，同時陪他好好的聊聊天而已。

ＦＪＭ師傅該有的生命療癒特質

一個心靈成熟的人，經由反思、退省（避靜）、和天主深度的對話（祈禱），可能自己療癒自己生命中的傷痛。不過，多數人在自我療癒的過程中，需要有人搭把手相助。一位技術優良的ＦＪＭ師傅，觸摸著別人很少被碰觸的腳部，同時還能精準的判斷出生理受傷的部位，緩解身體上的不舒服。

這時，只要被服務者自己願意，說出潛藏在心理的話，或表達出隱藏多時的情緒，從而在生理的問題獲得解決的同時，心理的結也被解開了，讓他的生命更加完整。ＦＪＭ師傅可以療癒他人的生命，如果具備以下的能力和特質，會更容易獲得信任、更得心應手地幫助他人。

冷靜

鮮少有人願意赤裸裸的將自己的內在表露給他人，這是人類社交活動中的保護機制。有人即使想經由足療尋求心靈的協助，也可能訴說不完整的自我歷史，甚至是參雜了部分的想像或編撰。他可能只是把彼此間的對話，當作一般的社交應對；也可能意圖在自我感覺安全的對話中，得到他心理想要的安慰。當然這些都不會是一個療癒的過程。

如果協助者不明就理的，一頭熱地投入那並非真實的故事，結果只是另一個市井的八卦情節而已，徒然白費了足療師的熱情。被服務者之所以不願意和ＦＪＭ師傅進行療癒過程，最主要的是不信任。冷靜的態度是ＦＪＭ師傅獲得被服務者信任的基本要件。而彼此間的信任，是生命療癒的基礎。

一個冷靜的人容易獲得別人的信賴和託付，一個冷靜的ＦＪＭ師傅，在為被服務者施作足療時，容易引發對方表達出平時不會表達出來的情緒，因為他知道對方值得信任，會保護他，所以自己是安全的。ＦＪＭ師傅也要冷靜的分辨自己聽到的言語，是隨口一說？還是真心的表達；是想獲得情感上的支援？還是真實情緒的流露。

冷靜的態度必有冷靜的頭腦，過於旺盛的熱情，只會誤導專業的判斷。唯有聽出語言中一絲絲的偽裝，方能明白話中真實的語意。ＦＪＭ師傅可能不具備輔導諮商的專長，但我們要做的是忠實的聽者，我們不做任何建議、或是判斷，只是在持續的足療進行中，讓被服務者放心的隨自己的感受，在自己的意願下，表達出自己的隱藏的情緒。偶爾的點頭、目光的相對，讓對方知道我們在專心的聽著；適時的簡短回應，鼓勵對方把心中的垃圾清乾淨吧！

一個專業的ＦＪＭ師傅，絕不會在足療進行的對話中，大放厥辭表達自己的看法；或是擔任法官的角色去論斷是非；也不會像個窺視者探人隱私；更不會反轉角色，述說自己的不幸尋求慰藉。被服務者有完全的自主權，決定自己需要什麼服務，所以我們不必刻意去誘導對方說些什麼。精準的ＦＪＭ手法，準確的點出身體受到傷害的部位，是施作者和被服務者對話的依據，經由生理和情緒的連結，才有可能進入生命療癒的過程。

啟動生命療癒有其必須的環境條件：尋求生命療癒者、適合的ＦＪＭ師傅、二顆彼此信任的心、願意對談的心靈和舒適安靜的環境。ＦＪＭ師傅在被服務者的腳上反應區發現病理反應現象時，適當的詢問用語不僅能說明反射學的特性，免除不必要的擔憂，更可能在環境條件都符合下，啟動生命療癒；如果被服務沒有對談的準備，或一開始足療就呼呼大睡，那ＦＪＭ師傅只要把腳做好就行了。一位冷靜的ＦＪＭ師傅，會清楚的辨識出需要療癒的生命，從而陪伴其心靈。

謙虛

常有人向吳若石神父說：「在足部反射學領域，你是最頂尖的。」吳神父聽了一定連忙搖頭說：「還有很多關於反射學的事我不是很懂，我也還在學習。」如果吳若石神父在足部反射學的領域中，還有很多不明白的地方，試問還有誰敢說：足療他都懂了。謙虛是吳若石神父給他的團隊立的榜樣。因為只有常保謙虛的心，才可能持續的在足療的領域不斷學習，也唯有不斷的學習，才能確保自己不落伍。

從一九七九年吳若石神父正式以這個健康法，為人解除身體上的痛苦迄今（二〇二〇年），不過四十年的時間，這期間吳若石神父不曾間斷過對足部反射學的研究和學習，持續保持著在這個足療領域中的進步狀態，也因此創造了ＦＪＭ這享譽國際的健康法。有許多人都受過吳若石神父的教導，卻沒能跟隨吳神父不斷更新觀念與做法，以致於出現不同時代的手法並存於華人世界的現象。

這些不同時期的學員們，都以跟吳若石神父學習為榮，但都認為自己學到的是最好的了，不必再學習，而忘了還在足療這條道路上，執著前行的吳若石神父。所以有人的食、拇指節背面，還長著厚厚的肉繭；還有人認為越痛越有效；還有許多從事足療相關行業者，身體多處病痛苦不堪言。

我們對於電腦、智慧手機系統更新，大家都認為理所當然，但為何對於更新足部反射學的觀念和做法，有如此多的抗拒情結呢？因為改變需要多花時間，會影響營業、考慮到顧客的習慣、還有改變要有勇氣……等，而其中最需要的是要有謙虛的心。當然，如果把足部反射健康法，視為按摩的方法，只是讓身體放輕鬆，那就不必時時更新觀念和手法了。

ＦＪＭ的教學過程中，常流傳的一句話是「ＦＪＭ從來就不是只有技術」。如果不是只有技術，那還有什麼呢？吳若石神父成立他的協會時，取名為「全人發展協會」，「全人」的意思是指身、心、靈三者的健全與合一。經歷四十年的研究發展，ＦＪＭ不只關注生理疼痛的緩解，更關心情緒和心理層面對於生理的影響，以及心靈健全對身體健康的不可或缺性。如果沒有謙虛的心，不會察覺足部反射健康法進步的差異；如果沒有謙虛的態度，不會獲得足部反射健康法進步的益處。

吳若石神父工作團隊的ＦＪＭ師傅們，都必須擁有一顆謙虛的心，他們除了本身的專業領域外，也接受了對兒童、老人施作足療的正確方法，以及其他相關領域的知識。每年的ＦＪＭ師傅進修研習，不但確認師傅們的手法是否還符合規範外，同時也介紹了最新的足療資訊和進步的做法，使ＦＪＭ師傅永遠保持在足部反射領域中不斷進步的位置。

而一旦師傅們認為自己已經把足療全部都學完全了，不再需要進修學習了，那也就是他脫離吳若石神父的團體，自己認為自己是「大師」的時候。不僅停止進步，同時也開始退步。遺憾的是，大師們地位崇高，很少有人具備相等的資格，可以和他互療互做，所以他們自己的身體健康，反而得不到足療保健的好處。

慈愛

因為慈愛，我們變得良善；因為慈愛，我們有為人服務的熱情；因為慈愛，我們會為了他人的益處而無私付出。

曾有一位中年人到長濱天主堂拜會吳若石神父，表示自己繼承了一筆二千多萬的遺產，願意奉獻給吳神父，但因為有一些遺產稅沒繳清，而自己手頭上還缺一些現金，希望吳神父先幫他解決。吳神父發現他的腦部可能有一些病變，在滿足了一些他金錢上的需求後，建議他到醫院檢查一下。數日後中年人再度來訪，故技重施。吳神父擔心他的病情，告訴中年人：「你現在就去醫院檢查，我會到醫院拿錢給你。」中年人到醫院等錢去了，憤怒的教友們也私下報警了。在醫院吳神父拿一些錢要給中年人時，警方也將那位正通緝中的中年人逮捕了。事後吳若石神父非常自責沒能先讓中年人就醫，處理那極有可能的腦部腫瘤的病變。所有人都知道這是個詐財騙局，包括吳若石神父。但吳若石神父對人的慈愛，遠勝於對錢財的重視。他慈愛的對象不僅是他所愛的人、愛他的人，還有眾多他不認識的人，甚至包括不愛他的人、嫉妒他的人，以及利用他的人。

ＦＪＭ師傅必須要有慈愛的精神，因為那是在別人的腳上，做健康服務的基本動力。大多數的人都嫌惡摸別人的腳，天主卻把最好的藥房放在腳上。反射療法沒有侵入式的治療，沒有打針也不吃藥，完全依靠反射的原理使身體各組織器官自我療癒，而在腳上施作反射健康法的效果最好。

耶穌基督在最後晚餐時，一一為門徒們洗腳，並告誡門徒要在人群中做最小的。吳若石神父自己人生的意義是：「減少別人的痛苦，增加別人的喜樂。」這種對別人慈愛的生活態度，是我們的價值觀，也是我們的信念。

一個沒有慈愛精神的人，是無法成為ＦＪＭ的師傅，因為沒有那個必要。他不必以在別人的腳上工作，來謀求生活，因為可以選擇的職業很多；就算他學了這個健康法也學不好，因為他只想草草了事，既感覺不到細微的病理反應現象，更遑論進入反應區、推散反應物；即便他成了ＦＪＭ師傅，也很容易就離開團隊，因為ＦＪＭ師傅可能只是他賺取名利的過程，一旦時機成熟，就是他變身「大師」的時候。

吳若石神父和他的團隊並不反對別人成為「大師」，但希望是那一位真正慈愛的足療大師，因為沒有愛，那就什麼都不是了。在海峽兩岸，有許多假藉吳若石神父名字的人，他們滿口的愛，但卻看不到慈愛的行為。吳若石神父面對這樣的現象，說：「別人因為用我的名字而有飯吃，是件好事啊！但他們應該好好學習我的方法。」吳若石神父不希望因為自己的名字、照片被盜用而述諸法律，反而希望那些人，能學習他和他團隊研究的方法，藉此保護操作者的身體不會受到傷害，並在有尊嚴的工作環境中，為別人的健康帶來真正的益處。

一位FJM師傅為被服務者施作時，能細心的感受到各種反應現象，用天主之愛的手法進入反應區，一個都不遺漏的推散反應物，能安靜的傾聽被服務者的說話，關心他的感受，同理他的感覺，最後能為別人保密。慈愛能散發一種安全的感覺，慈愛能給人信賴的力量，慈愛可以撫慰受傷的心靈，慈愛能療癒生命。

當一個陪伴者

FJM師傅和被服務者的療癒關係中，不能是一個主導者，也不會是一個主導者，他必須擔任一個陪伴者的角色。

在生命療癒的過程中，FJM師傅只是經由腳上的反應區，說出生理上目前的狀況，以適度的言語關懷，引發被服務者的反思及自我覺察。FJM在生理上的作用機制，是刺激腳上的反應區，使組織器官自療自癒；在心理層面上，也是被服務者經由生理上的病痛，覺察內在的困境。例如：反思出自處之道，最後走出內在的陰霾，使生命獲得療癒。

在這樣的過程中，被服務者是自我的主導者，只有經由他自己的意願，進行自我反思，覺察出內在的傷痛、困境。例如：在肺的反應區發現有反應物現象，可能是感冒現象；也有可能在內心深處存有悲傷、恐懼，而影響肺呼吸的功能。曾有一位來自台中地區的國中退休老師，有嚴重的肺臟呼吸困擾而到長濱的工作平台求助。在多次的施作過程中，我們清除了她腳底肺反應區的反應物，而她也道出了她藏在內心深處，被母親送給養父母領養的遺棄傷痛。內在的傷痛必須得到撫慰，困境要有出路，心靈的出路要由自己走出去，不再影響生理上的運作，生命的步履由自己決定，沒有人能代為決定。

FJM師傅在引發了這個生命自癒的過程後，所擔任的角色就是陪伴、支持、關懷、等待，提供辨別與澄清的機會。感受他的傷痛，但不會進入他的傷痛；不會建議應該怎麼做；更不會主導甚至想改變他的想法、認知。生命只屬於個人，沒有人能決定別人該走那條路，或是不該走那一條路。我們只是提供信任和安全的環境，並且在這段艱辛的生命自我療癒過程中，安靜的陪伴和守護。

過有信仰的生活

人為何要過有信仰的生活？這可以是一個哲學思考的問題；但也可以是「理所當然！」或「本來就該如此！」的回答。

生命漫長而曲折，在經歷了悲歡離合、高低起伏的人生路後，最終必會興起尋求生命的意義和目的念頭。吳若石神父說：「信仰可以使生命有寄託、信仰可以讓生命有意義、信仰可以給生命目標，信仰也會給我們力量，克服一切挑戰。」吳若石神父還說：「天主創造了人，為了保護人的健康，祂把藥房放在人的腳上，只是人自己不知道而已。發現可以在腳上找到人的健康，可以說是一個奧跡！」

吳若石神父接觸了初期的足部反射學，並治好了他的類風濕性關節炎後，經過長期的深入研究，終於獲得了重大的突破。他願意分享給世人，減少別人的痛苦，進而增加別人的喜樂。

信仰生活能讓人純靜下來，分辨眼前事物的價值。信仰是活出來的，沒有信仰的人，無法幫助別人過信仰生活，更遑論在信仰中獲得助益。過信仰生活的ＦＪＭ師傅，有穩定的靈魂主導自己的精神，比較容易讓自己冷靜下來，謙虛的待人、接物，以及學習，以慈愛的態度服務他人，為人帶來健康。

所有的宗教均有其特有的與神溝通的方式。在基督宗教，祈禱是信仰生活的標示，經由祈禱與主交談，把喜樂愁苦都獻給天主，自然在身上流露出平安與寧靜的喜樂，從而感染了周遭的人，包括接受足療服務的人。過真正信仰生活的人，會散發出讓人信賴的訊息。被自己信賴的人施作足療，效果更加顯著，也更容易進入生命療癒的境地。

吳若石神父全人發展協會著重身、心、靈的健全與整合，信仰是屬靈的生活，祈禱是靈魂的糧食。對於所有學習ＦＪＭ的人，我們都建議在施作之前為被服務者祈禱，雖然有許多被服務者不是教友，但當他們知道祈禱是在為他們祈福時，都大方的接受了。許多未過信仰生活的人，並不是他們不信，而是沒有機會接觸基督信仰。ＦＪＭ提供了讓身體自癒的方法，同時也提供了靈魂療癒的管道，引導人們走向全人的境界。

後記

二〇二〇年全球進入新型冠狀病毒的籠罩。為了防疫，人與人之間的距離被拉開；國與國之間的往來被設下層層的限制；ＦＪＭ海外的教育推廣工作被迫停止下來。看似災難般的事件，對ＦＪＭ卻有了意外的發展。

吳若石神父親自拜訪衛福部照護司，讓ＦＪＭ與台灣的長照護理工作產生了聯結。許多兒童福利團體的邀約講座，使深化親子關係的「親子足療」推廣工作變得刻不容緩。拜國內旅遊爆發之賜，更多的人在花東海岸中點的長濱天主堂遇見有非常棒、非常紮實的足部療癒，而與這足療息息相關的吳若石神父，竟然還活著。

長濱工作平台上的ＦＪＭ師傅們，端坐在工作椅上，為來訪的客人們足療服務。他們都帶著口罩，以後也會一直帶著口罩為人服務。醫學科技的發展延長了人的壽命，改善了人們的健康；但一夕間，病毒改變了人們的行為模式。在全球引頸企盼疫苗開發之際，我們更關注的是，人類在宇宙空間中，如何與動物界、植物界、昆蟲界、微生物界及其他未知的空間領域和平相處？

這本書原本應在年中發行，因為多出了沉潛的時間，反而能更縝密的思考，如何使其更加完善。當然，我們不敢說這是反射療法中最重要的書，但應該會是非常值得關注的一本足部反射學用書。FJM除了在手法、手順之外，正式引領足部反射愛好者及研究者，進入心靈的層面的健康追求，也是另一扇通往讓人更真實與自己融合的窗。

「減少別人的痛苦，增加別人的喜樂」——人生的意義（吳若石神父）

二〇二〇年十二月十一日

參考文獻

一、中文

1. 馬沙弗雷（Hedi Masafret）著，李百齡譯，《病理按摩法》，光啟文化（1982）。
2. 陳勇編著．吳若石校閱，《足部反射區健康法》（1983）。
3. 張穎清著，《生物全息診療法》，山東大學出版（1987）
4. 吳若石著，《綜合足部反射區健康法（一）》，光啟文化（1989）。
5. 吳若石著，《綜合足部反射區健康法（二）》，光啟文化(1990)。
6. 吳若石．鄭英吉合著，《吳神父新足部健康法》，文經社（2001）。
7. Debbie Shapiro著，邱溫譯，《身心療癒地圖》初版，生命潛能（2002）。
8. 林進登，《吳若石神父足部健康法在台灣發展之研究（1979～2005）》，台灣吳神父健康法協會（2005）。
9. 吳若石著，《知足常樂——吳若石神父回憶錄》，河北信德社（2010）。
10. 丁宇．李焱合著，《陰陽五行匯中醫》，人民軍醫出版社（2012）。
11. Thomas W. Myers著，《Anatomy Train, 3rd Edition》，王朝慶，蔡忠憲，王偉全，邱熙亭譯。出版社：ELSEVIER（2016）。
12. 吳若石．胡齊望合著，《足療自癒》，文經社（2017）。
13. 安德魯．貝爾著，《人體解剖全書》，楓葉社（2018）。

二、外文

1. 吳若石著，江光元．官有謀譯，《若石健康按摩法》（1988）（日文）。
2. ChristineIssel，ReflexologyI：Art, Science & History。（2014）（英文）。
3. Schwester Hedi Masafret，Gesund In Die Zukunft。（1975）（德文）。

三、網站資料

1. 衛生福利部官方網站衛教資料www.mohw.gov.tw/CHT/Ministry/Index.aspx
2. 衛生福利部所屬各署立醫院官方網站衛教資料。
3. 台北榮民總醫院官方網站衛教資料www.vghtpe.gov.tw/index_main.html
4. 維基百科https://zh.wikipedia.org/zh-tw
5. 康健雜誌https://www.commonhealth.com.tw/

附錄（一）：FJM 教育推廣訓練系統表

編號	類型	參加人員	所需時數	任務
1	講座	一般民眾	1~2小時	認識FJM健康法，或教授簡單、實用的FJM自我保健方法。
2	進修研習	FJM師傅	2~8小時	針對FJM師傅不斷自我提升需求的研習。
3	換證研習	FJM師傅以上	18小時（或跟隨基礎班、或進階班學習）	確認FJM操作手法及能力。
4	親子足療班	一般民眾	2~12小時	學會為孩子施作FJM〔嬰、幼及兒童〕操作法。
5	基礎班（初級班）	一般民眾	20小時	以FJM操作法照顧家人健康、或自我養生保健。
6	進階班（中級班）	具基礎班能力者	20小時	引導學員確認反應區、進入反應區和認識反應現象。
7	高級班	具進階班能力者	22小時	研習FJM理論、病理聯結及推散反應物。培養有志朝向足療專業發展的夥伴。
8	檢測班	具高級班能力者	18小時	以師徒制精神，採一對一方式，培訓學員具有參加FJM驗證的能力。若參加檢測考試合格即為FJM師傅。
9	檢測輔導員班	FJM師傅	20小時輔導實習20小時	培訓FJM教育推廣工作成員，並使其具有輔導檢測班學員實務實習之能力。
10	檢測師班	檢測輔導員	26小時	培訓具有FJM手法檢測鑑別能力的專業人員。
11	講師班	檢測師	一年	培訓具有示範、說明FJM操作手法之課堂講師，具有策劃並執行FJM各項教育推廣專案工作的能力。

國家圖書館出版品預行編目 (CIP) 資料

最新圖解 FJM 吳若石神父足部反射健康法：全新定位 89 處足部反應區,更易施作的人體自癒與保健醫典 / 吳若石, 胡齊望著 . -- 初版 . -- 新北市 : 文經出版社有限公司 , 2021.01
面； 公分 . -- (Health ; 25)
ISBN 978-957-663-794-0(平裝)

1. 按摩 2. 經穴 3. 腳

413.92 109020583

文經社

Health 0025

最新圖解 FJM 吳若石神父足部反射健康法：
全新定位 89 處足部反應區，
更易施作的人體自癒與保健醫典

作　　者　吳若石、胡齊望
責任編輯　謝昭儀
校　　對　林素妃、胡齊望、謝昭儀
美術設計　Amber Lee
繪　　圖　詹詠溱
主　　編　謝昭儀
行銷企劃　陳苑如

出 版 社　文經出版社有限公司
地　　址　241 新北市三重區光復一段 61 巷 27 號 11 樓之 1
電　　話　(02) 2278-3158、(02) 2278-3338
傳　　真　(02) 2278-3168
E－mail　cosmax27@ms76.hinet.net
印　　刷　永光彩色印刷股份有限公司
法律顧問　鄭玉燦律師
發 行 日　2021 年 01 初版第一刷
定　　價　新台幣 520 元

Printed in Taiwan

若有缺頁或裝訂錯誤請寄回總社更換
本社書籍及商標均受法律保障，請勿觸犯著作法或商標法